Eiko

Geboren in der Präfektur Osaka, Yogalehrerin, Leiterin des shake-yoga, alias: die «Spagat-Königin». Sie war zehn Jahre als Aerobic-Trainerin aktiv, dann wechselte sie zum Yoga. Das 2015 veröffentlichte Video «Dehnungsübungen, mit denen auch ungelenkige Menschen den Spagat erlernen können», machte sie auf Twitter und Facebook auf einen Schlag bekannt und wurde über 2,5 Millionen Mal abgespielt.

EIKO

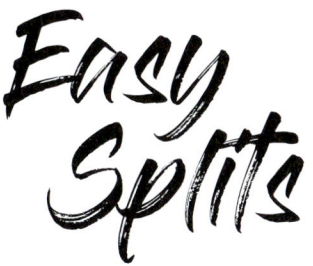

Wie Spagatlernen Ihr Leben verändert

Aus dem Japanischen
von Dr. Monika Lubitz

Rowohlt Taschenbuch Verlag

Deutsche Erstausgabe
Veröffentlicht im Rowohlt Taschenbuch Verlag,
Reinbek bei Hamburg, Januar 2018
Copyright der deutschsprachigen Ausgabe
© 2018 by Rowohlt Verlag GmbH, Reinbek bei Hamburg
Die japanische Originalausgabe erschien 2016
bei Sunmark Publishing, Tokyo, Japan, unter dem Titel
«DONNANI KARADA GA KATAIHITODEMO BETTATO
KAIKYAKU DEKIRUYONINARU SUGOI HOHO»
Copyright © 2016 by Eiko
Umschlaggestaltung ZERO Media GmbH, München
Satz aus der Eureka bei Pinkuin Satz und Datentechnik, Berlin
Druck und Bindung CPI books GmbH, Leck, Germany
ISBN 978 3 499 63326 3

Inhalt

Vorwort

Seit meiner Kindheit litt ich unter der extremen Ungelenkigkeit meines Körpers. Ich konnte mich nicht einmal richtig nach vorne beugen, geschweige denn meine Zehen berühren. Diese tauchten für mich nur in weiter Ferne auf, wie eine Fata Morgana. Wenn man so ungelenk ist wie ich, sieht man schon im Stehen so aus, als ob man jeden Moment nach hinten umkippen könnte. Früher, im Sportunterricht in der Schule, sollten wir uns oft auf den Boden setzen, die Füße aneinanderlegen und in dieser Haltung dem Lehrer zuhören. Doch selbst diese Art zu sitzen bereitete mir Schwierigkeiten. Ich mochte die Ballspiele im Sportunterricht, aber Gymnastik und Mattenübungen hasste ich wie die Pest. Auch Kastenspringen war mir zuwider. Ungelenkigkeit in diesem Ausmaß erschwert das Springen schon sehr. Man kriegt die Beine doch gar nicht weit genug auseinander!

Schon früh hegte ich deshalb den Traum, irgendwann einmal einen Spagat zu können. Wenn ich die Mädchen beobachtete, die im Sportunterricht mühelos in den

Spagat glitten, war ich immer ganz neidisch. Und wenn ich dann im Fernsehen die Sportler oder Balletttänzerinnen sah, die mal eben zum Aufwärmen einen Spagat machten, sehnte ich mich danach, es ihnen irgendwann einmal gleichtun zu können. Als Kind stand für mich fest: Ein Mensch, der die Fähigkeit besitzt, einen Spagat zu machen, muss ein ganz toller Mensch sein. Das gilt auch heute noch, in meinem Erwachsenenleben. Jedes Mal, wenn eine ausgenommene, aufgeklappte und getrocknete Makrele auf den Tisch kommt, erinnert mich das an den Spagat.

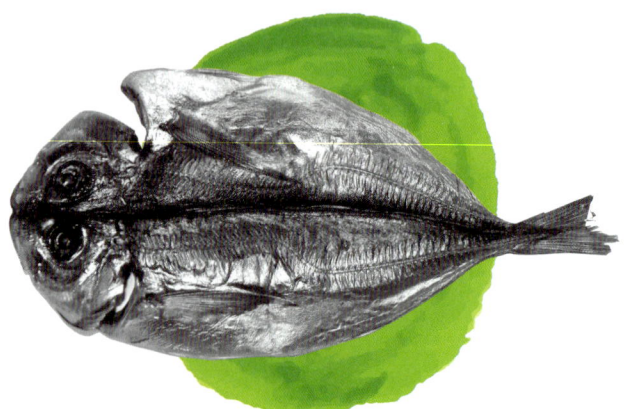

Nur warum ist mir diese Übung zu können so wichtig? Weil Gelenkigkeit gut für die Gesundheit ist? Um die Verletzungsgefahr beim Sport zu reduzieren? Weil ich endlich mal eine Sportskanone sein möchte? Weil es meine Diät positiv beeinflussen würde?

Nein, das ist es alles nicht. Der Grund ist viel simpler: Ich möchte den Spagat können, weil es schlicht und einfach toll wäre, ihn zu können! Ich möchte es schaffen – und sei es nur ein einziges Mal.

Als ich dieses Jahr also voller Eifer damit begann, Dehnübungen zu machen, war ich wieder einmal rasch entmutigt. «Ich werde wohl bis an mein Lebensende ungelenkig bleiben», seufzte ich. Doch gerade als ich endgültig aufgeben wollte, hörte ich von einem Video, das Schlagzeilen machte, weil darin eine simple Technik zum Spagatlernen erklärt wurde. Zu diesem Zeitpunkt war es bereits über 1 Million Mal abgespielt worden.

Was ist das denn?! Wie ein Blitz fuhr es mir durch die Hüftgelenke. Beim Recherchieren fand ich heraus, dass die Yogalehrerin, die hier gefilmt wurde, in Osaka lebte. Das Video ließ mir keine Ruhe, und ehe ich wusste, wie mir geschah, saß ich auch schon im Hochgeschwindigkeitszug nach Osaka.

So lernte ich die «Königin des Spagats» – Eiko – kennen. Ihre Methode ist wirklich großartig. Je mehr ich nachfragte, je mehr hilfreiche Tipps ich von ihr bekam, die nicht im Video zu sehen sind, umso stärker wurde mir bewusst, auf was für eine großartige Sache ich da gestoßen war. Man kann den Spagat nämlich auf eine Weise üben, mit der man sich nicht überfordern muss. «Wenn das so ist, dann kann vielleicht sogar ich es schaffen …», dachte ich. Und Eiko sagte, als ob sie mein Gefühl bestätigen wollte: «Jeder kann es mit diesen Übungen schaffen!»

Mit diesen Worten zeigte sie mir ein Foto, auf dem etwas Unglaubliches zu sehen war: eine 72-jährige Frau im Spagat. Als ich genauer nachfragte, stellte sich heraus, dass diese Dame früher ebenfalls sehr ungelenkig gewesen war, bis sie Eikos Methode kennenlernte. Ich war perplex. Es ist also nicht nur einfach, sondern auch vollkommen egal, in welchem Alter man mit dem Üben anfängt. Selbst mit 72 geht das noch!

Der Spagat, den ich schon seit meiner Kindheit können wollte … Der Spagat, an dem ich schon so oft so verzweifelt war … Ich hatte das Gefühl, endlich Licht in dieser Angelegenheit zu sehen und mir meinen Traum am Ende doch noch erfüllen zu können. Plötzlich kam mir eine Idee. Ohne zu zögern fragte ich Eiko: «Wollen wir nicht zusammen ein Buch machen?»

Glücklicherweise sagte sie zu, und wir machten uns sofort an die Arbeit.

Seichi Kurokawa, Sunmark-Verlag

Einleitung von Eiko

*I*n meinen frühen Zwanzigern war ich Aerobic-Trainerin. Nach einigen Jahren verlagerte sich mein Interesse auf Yoga, und ich setzte mir das Ziel, Yogalehrerin zu werden. Doch leider gab es da ein Problem. Ich war damals ziemlich ungelenkig. Oft hatte ich Schmerzen im Rücken und die Yogabewegungen fielen mir schwer. Vor allen Dingen war ich den Schülern ein schlechtes Vorbild. Mich jedenfalls hätte eine so unbewegliche Yogalehrerin nicht überzeugen können. Also begann ich einen Plan zu schmieden: Ich wollte rasch dehnbarer und geschmeidiger werden.

Der Spagat, bei dem man den Oberkörper nach vorne bis auf den Boden neigt, ist in meinen Augen der Inbegriff eines flexiblen Körpers. Damals konnte ich zwar die Beine auf der Matte schon recht weit auseinander-

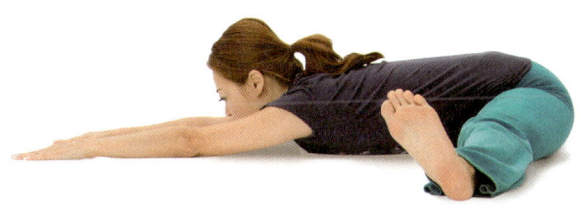

spreizen, aber ich war nicht in der Lage, meinen Oberkörper flach auf dem Boden abzulegen.

Ich begann nach Übungen zu recherchieren. Da ich ja nun sowieso schon an diesem Problem arbeitete, wollte ich auch anderen Menschen, die so wie ich unter Ungelenkigkeit litten, Zugang zu diesen Übungen verschaffen. Über lange Zeit hinweg probierte ich verschiedene Techniken aus, bis ich eine Methode entwickelt hatte, die auch bei meinen Schülern gut ankam. Menschen, die sagen: «Ich traue mich nicht, ins Yogastudio zu gehen», antworte ich heute nur noch: «Als ich gelenkig wurde, hat sich die Welt für mich verändert!»

Die positiven Rückmeldungen meiner Schüler erreichten irgendwann auch die Medien, und ich bekam immer mehr Anfragen, ob ich nicht ein Übungs-Video produzieren könne. Ich bin immer noch ganz baff, dass dieses Video nun bereits mehr als 2,5 Millionen Mal angesehen wurde. Wollten alle diese Zuschauer wirklich den Spagat lernen?

Und nun habe ich sogar die Gelegenheit dazu bekommen, ein Buch herauszugeben. Es erstaunt mich sehr, aber es gibt bisher in Japan noch kein einziges Buch, das sich nur mit dem Spagat befasst. Ich fragte Herrn Kurokawa, der extra aus Tokio zu mir gekommen war, ganz ungläubig: «Wird da wirklich ein Buch draus? Wenn wir dieses Projekt machen, dann möchte ich, dass es das beste Buch zu diesem Thema wird. Ich möchte, dass die Menschen, die wegen ihrer Ungelenkigkeit seit ihrer Kindheit Komplexe haben, die Frische und Freude erleben, die den Körper erfüllen, wenn man den Spagat gemeistert hat. Ich wünsche mir, dass sie erleben, wie reibungslos dann auch plötzlich die alltäglichsten Dinge laufen können.»

Beim Schreiben habe ich meine bisher praktizierte Methode weiter verfeinert und sie absichtlich so ausgelegt, dass man in nur vier Wochen zum Ziel gelangen kann. Wie das geht, werde ich Ihnen gleich erklären. Wenn sie das Programm durchlaufen, sollten sowohl Menschen, die schon von Kind an nicht besonders gelenkig waren, als auch solche, die erst mit zunehmendem Alter immer verspannter und unbeweglicher wurden, den Spagat lernen können. Da es von Woche zu Woche kleine Änderungen am Programm gibt, wird das Üben auch nicht langweilig. Und da man den Fortschritt tatsächlich beobachten kann, werden Sie hoffentlich auch leichter bei der Stange bleiben.

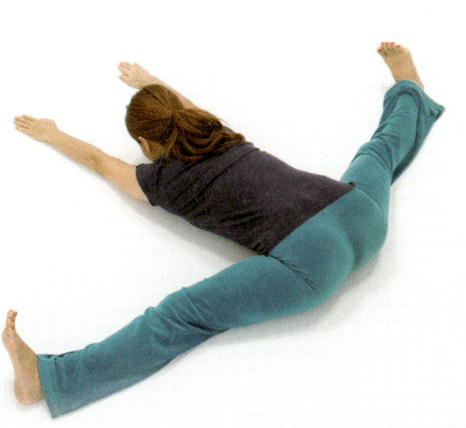

Nach der Darlegung des Programms haben wir noch eine Kurzgeschichte eingefügt, um die vielen Vorteile des Spagats im Alltag zu illustrieren. Ich würde mir wünschen, dass Sie sie begleitend zu der Methode lesen. Die Personen und der Schauplatz sind frei erfunden, aber ich habe die Schwierigkeiten, Sorgen und Glücksgefühle von Menschen einfließen lassen, die tatsächlich mein Vier-Wochen-Programm durchlaufen haben, und daher halte ich sie für sehr authentisch. Außerdem biete ich darin noch weiterführende Informationen zur Wirksamkeit der Übungen. Ich hoffe, dass die Lektüre auch dabei hilft, die Motivation aufrechtzuerhalten.

Am Ende dieses Programms können Sie sich auf die Schultern klopfen. Es ist ein wunderbares Gefühl, wenn sich Komplexe auflösen, die man vielleicht hat, weil man sich behäbig und unsportlich fühlt. Das Selbstvertrauen, das aus der Überwindung von Schwierigkeiten erwächst, bringt plötzlich Licht ins Leben. Probieren Sie es doch einmal aus. Auf geht's!

Die Definition von Spagat, die diesem Buch zugrunde liegt: Die Beine spreizen und beide Unterarme auf den Boden bringen!

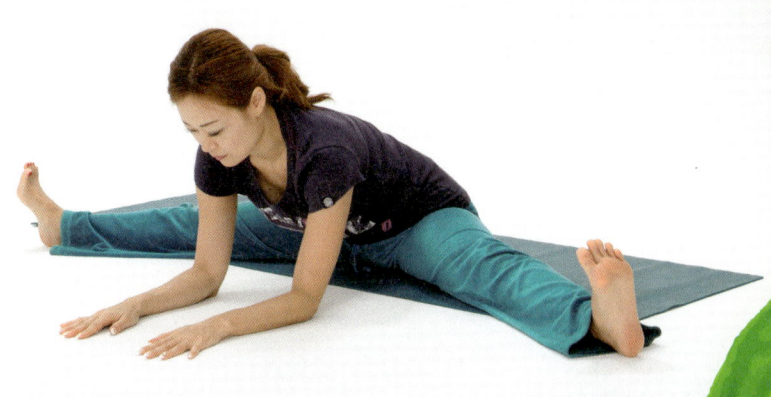

Wenn Sie beide Beine weit spreizen, die Knie durchdrücken, den Oberkörper nach vorne lehnen und beide Unterarme auf den Boden legen können, haben Sie es geschafft.

Man kann den Spagat in jedem Alter erlernen!

Immer mehr Schüler in Eikos Yogaschule schaffen den Spagat. Selbst einigen, die erst um die 70 mit dem Yoga angefangen haben, gelang es außerordentlich schnell. Das Alter spielt also keine Rolle, man muss nur mit dem Üben anfangen.

Man kann den Spagat in jedem Alter erlernen!

«Ich bekam sogar eine schmalere Taille!»

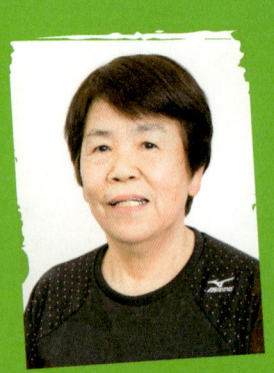

Sukako Nishino (72 Jahre)

«Mit 70 Jahren begann ich Unterricht bei Eiko zu nehmen. Zuerst konnte ich nicht einmal die Beine spreizen, aber jeden Tag übte ich vor dem Fernseher, und nach etwa zwei Monaten war ich in der Lage, den Spagat zu machen. Ich war ganz baff. Mein Körper bewegt sich nun auch insgesamt leichter, und selbst wenn ich zu Hause die Treppe bis in den zweiten Stock hinaufrenne, komme ich nicht außer Atem. Meine Taille ist schmaler geworden, und ich kann Hosen tragen, die mir vorher nicht gepasst hatten. Ich bewege mich sogar viel anmutiger als meine 53-jährige Tochter!»

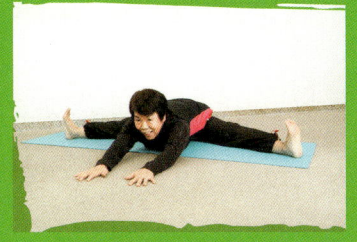

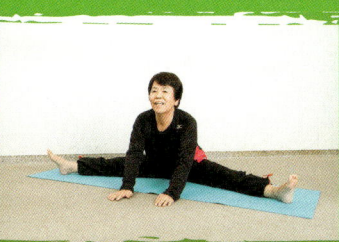

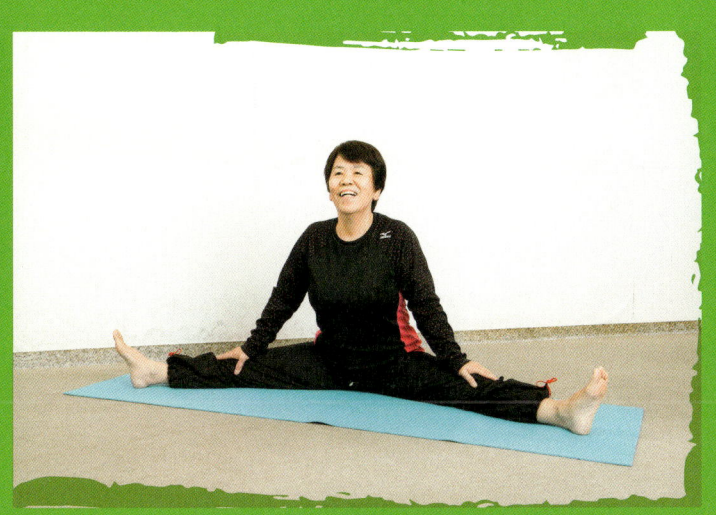

Man kann den Spagat in jedem Alter erlernen!

«Ich habe fünf Kilo abgenommen, und meine Rückenschmerzen sind besser geworden.»

Kako Ichiki (68 Jahre)

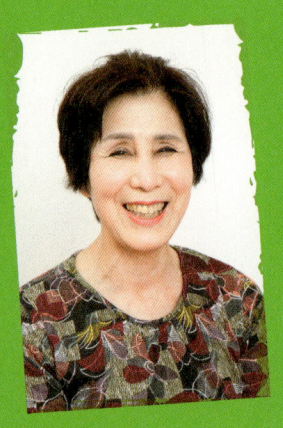

«Mit 63 Jahren habe ich angefangen, in Eikos Yogastudio zu gehen. Mittlerweile kann ich mit Leichtigkeit in den Spagat kommen und sogar mit meinem Oberkörper den Boden berühren, was meine Freundinnen sehr erstaunt hat. Außerdem habe ich fünf Kilo abgenommen, und die Rückenschmerzen, wegen derer ich früher immer zum Arzt musste, beeinträchtigen mich heute kaum noch. Ich litt auch unter Knieschmerzen, aber das ist jetzt vorbei – ich habe keine Probleme mehr beim Treppensteigen!»

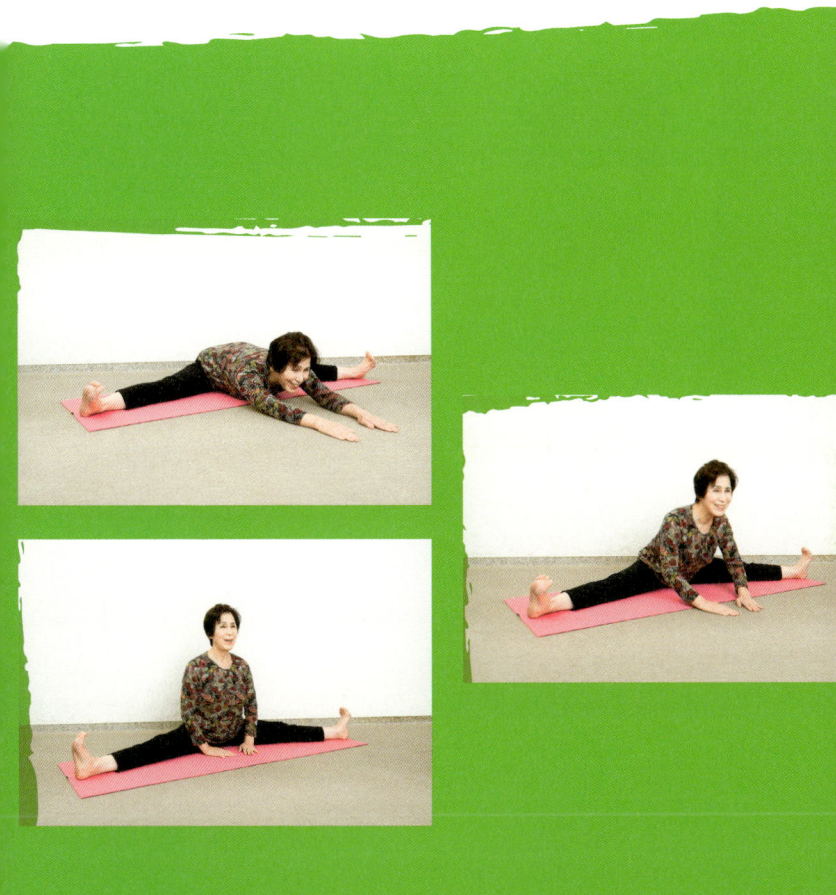

Man kann den Spagat in jedem Alter erlernen!

«Mir ist schön warm, und ich habe kaum noch kalte Hände und Füße!»

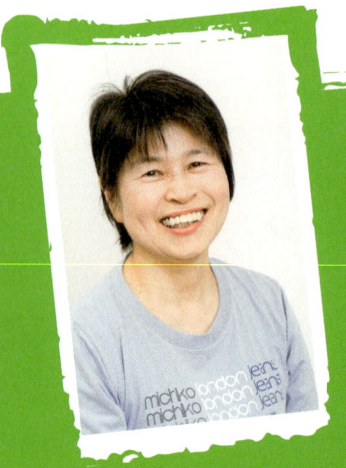

Akemi Hiraoka (66 Jahre)

«Mit 60 fing ich an, jede Woche einmal hierherzukommen. Ich komme aus einer sehr unsportlichen Familie, aber dank Eiko bin ich die Einzige, die einen Spagat kann. Seitdem habe ich das Gefühl, dass meine Blutzirkulation eindeutig besser geworden ist. Früher habe ich zum Schlafen immer Socken angezogen und musste mich mit mehreren Oberbetten zudecken, sonst hätte ich wegen meiner kalten Füße nicht schlafen können. Doch jetzt ist mein Körper immer schön warm. Ich bin Eiko wirklich sehr dankbar!»

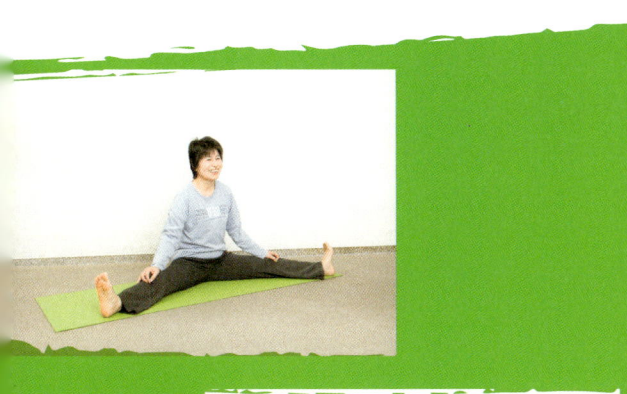

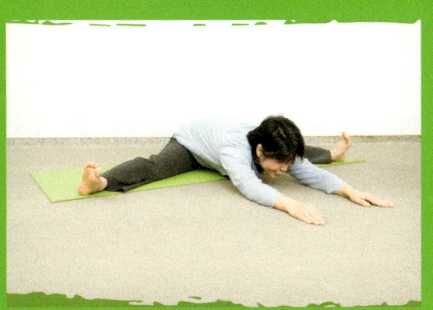

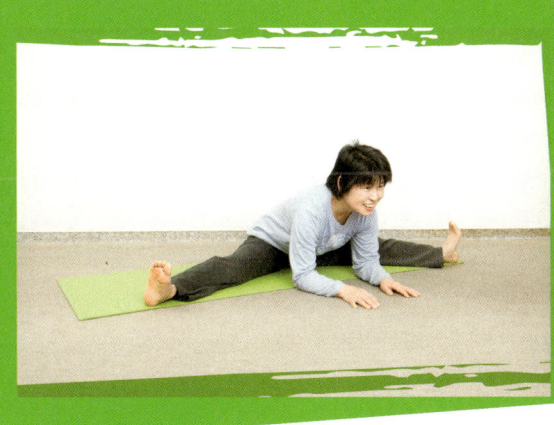

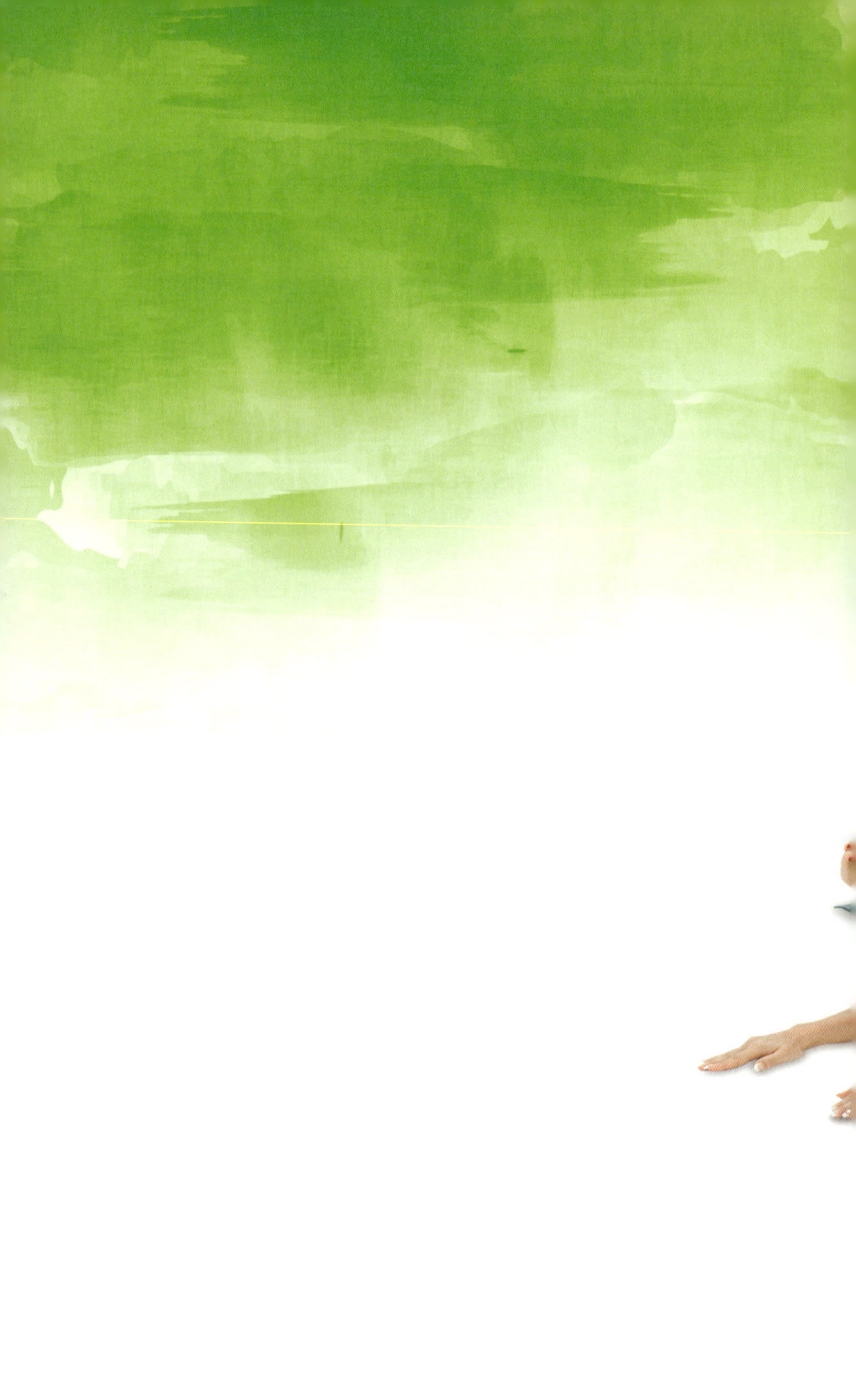

In vier Wochen zum Spagat: Übungen und Anleitungen

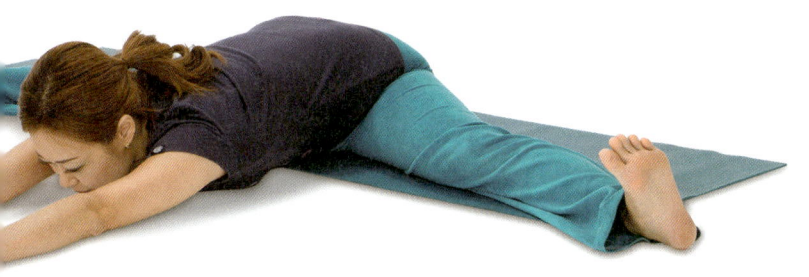

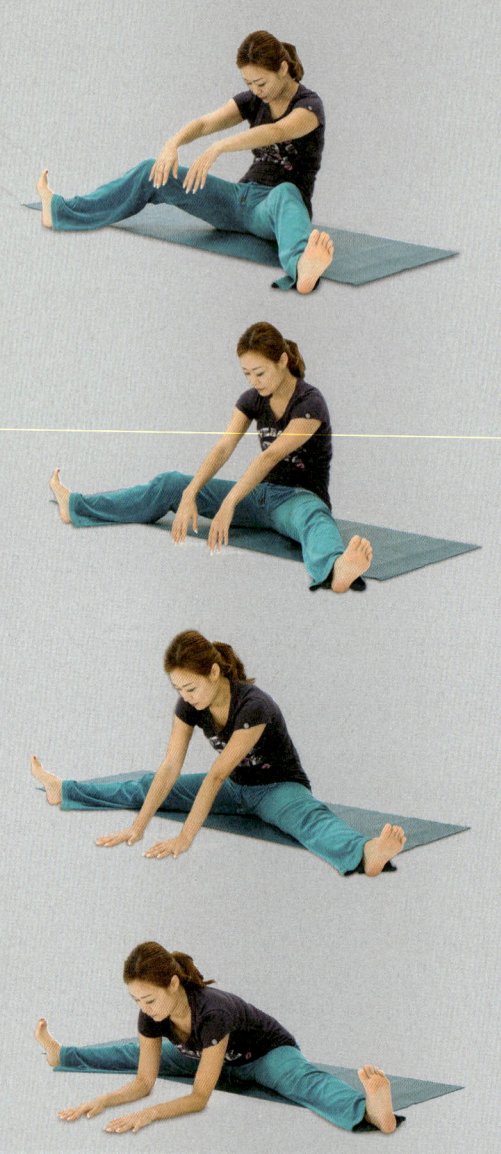

Und plötzlich war es so weit: Ich konnte im Spagat
meinen Oberkörper ganz nach vorne beugen.

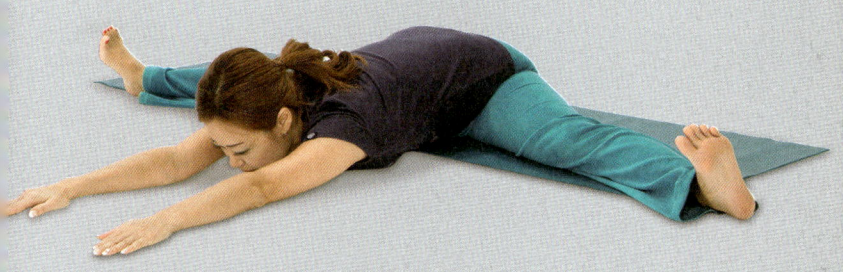

Zwei Basis-Dehnübungen + eine wöchentlich wechselnde Dehnübung

Ab jetzt absolvieren Sie vier Wochen lang jeden Tag drei verschiedene Dehnübungen. Die ersten beiden sind Basis-Dehnübungen, die Sie jeden Tag machen sollten, bis Sie den Spagat können. Die dritte Übung wechselt von Woche zu Woche und wird immer etwas schwieriger.

Die Basis-Dehnübungen

Die Handtuchübung   Die Hockgrätsche

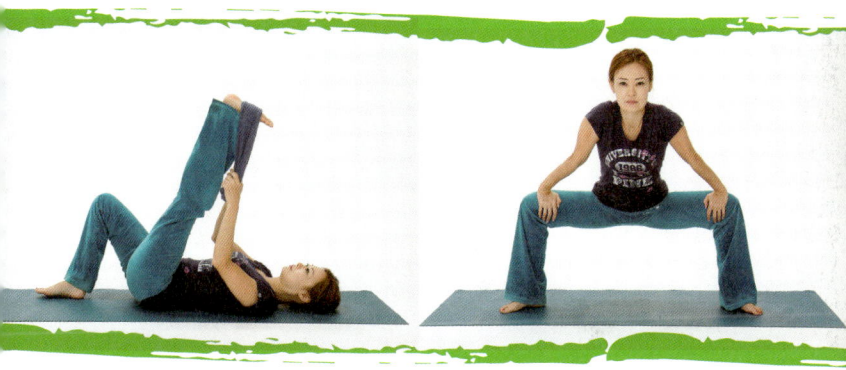

Die wöchentlich wechselnden Übungen

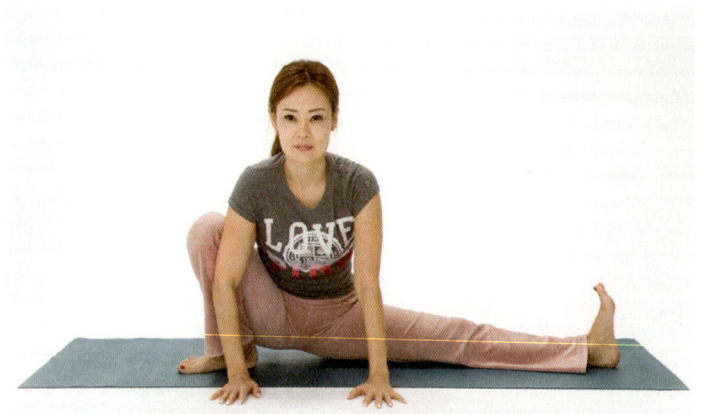

Erste Woche: Dehnung für die Innenschenkel

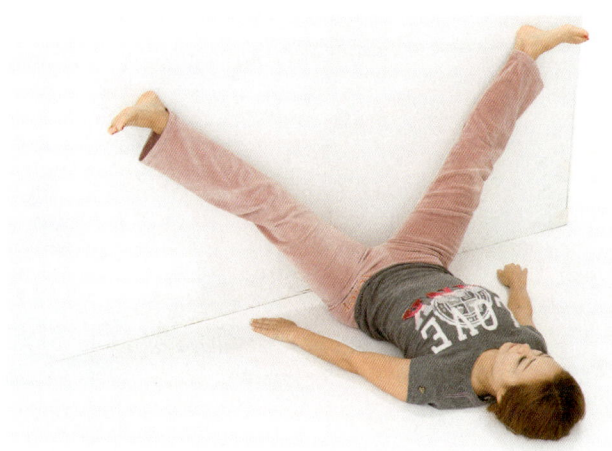

Zweite Woche: Dehnung an der Wand

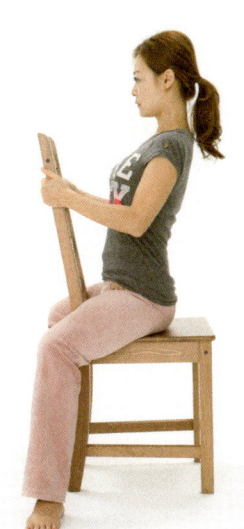

Dehnung am Stuhl

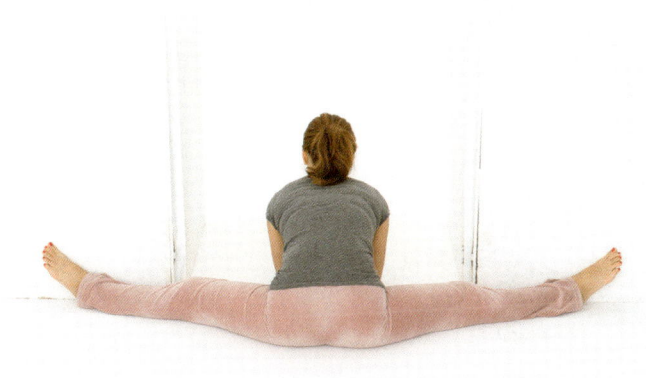

Vierte Woche: Dehnung an der Tür

Die Basisübungen bestehen aus der Handtuchübung und der Hockgrätsche. Generell sollte man diese Dehnübungen so machen, dass man ein angenehmes Ziehen verspürt. Passen Sie auf, dass Sie sich gerade zu Beginn nicht überfordern.

Basisübung 1: Die Handtuchübung

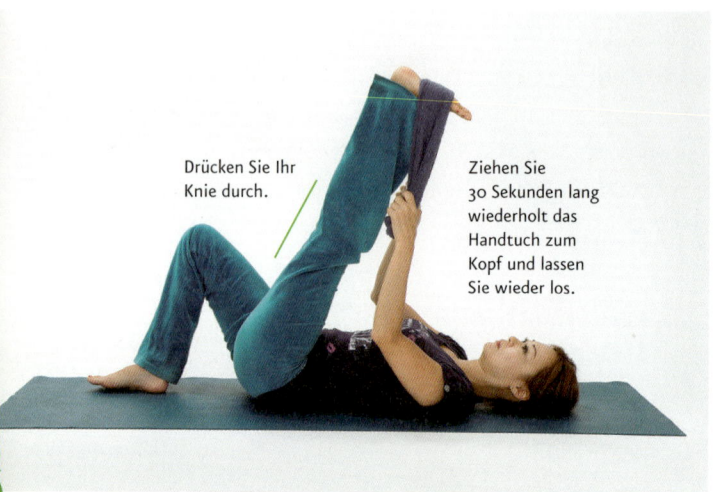

Drücken Sie Ihr Knie durch.

Ziehen Sie 30 Sekunden lang wiederholt das Handtuch zum Kopf und lassen Sie wieder los.

✗ Legen Sie ein kleines Handtuch um die eine Fußsohle, strecken Sie das Knie durch, und ziehen Sie mit beiden Händen 30 Sekunden lang wiederholt die Enden des Handtuchs in Richtung Ihres Kopfes. Dann lassen Sie bitte wieder los. Wenn Sie noch nicht so weit mit dem gestreckten Bein in Richtung Kopf kommen, ist das vollkommen in Ordnung und normal.

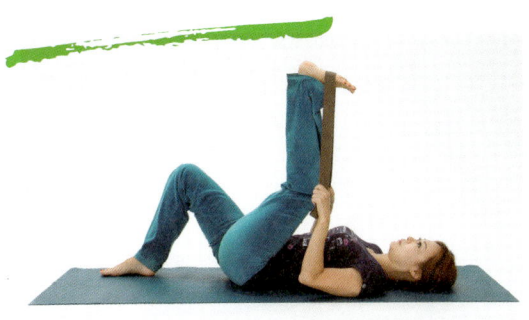

x So sollten Sie es besser nicht machen. Wenn es zu schwierig ist, brauchen Sie das Bein erst einmal nicht in Richtung Kopf zu ziehen. Allerdings ist es wichtig, dass das Knie durchgestreckt ist. Wenn das nicht der Fall ist, gibt es nicht genügend Streckung.

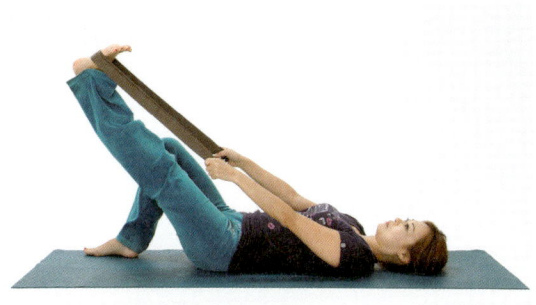

x So ist es auch in Ordnung. Wenn das kleine Handtuch zu kurz ist, können Sie auch ein Badehandtuch, eine Schnur oder einen Gürtel verwenden.

Basisübung 2: Die Hockgrätsche

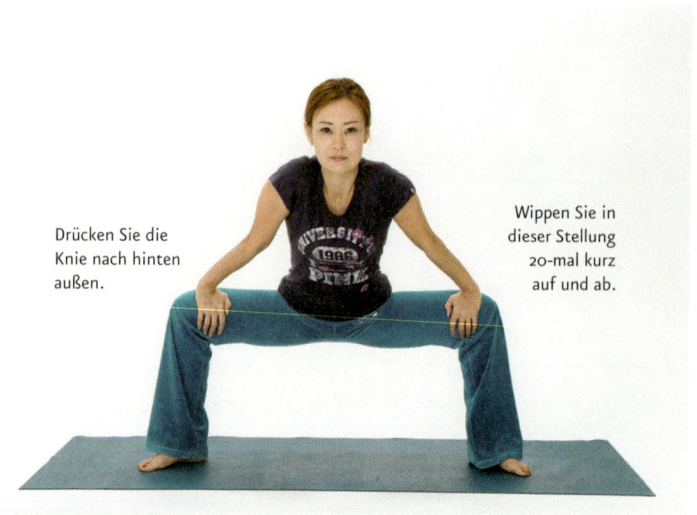

Drücken Sie die Knie nach hinten außen.

Wippen Sie in dieser Stellung 20-mal kurz auf und ab.

✗ Drehen Sie die Knie nach außen, stellen Sie sich in doppelt schulterbreiter Grätsche auf, senken Sie den Po ab und platzieren Sie die Hände in der Nähe der Knie auf den Oberschenkeln.

✗ Wippen Sie in dieser Stellung 20-mal kurz auf und ab (bitte kleine Bewegungen machen). Dann drehen Sie die Schultern abwechselnd nach innen und drücken dabei die Knie stärker nach hinten. Damit strecken Sie die Fußgelenke und den Rücken.

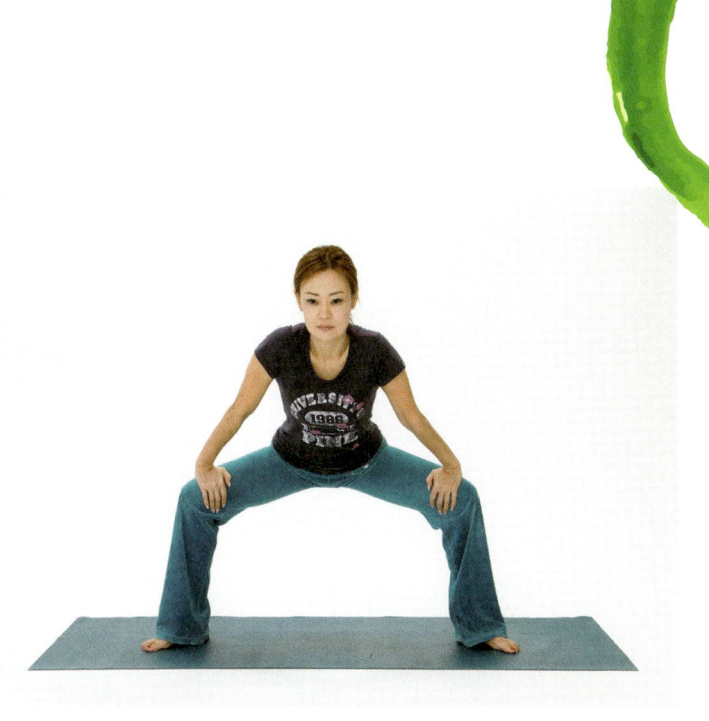

✗ So können Sie es auch versuchen. Wenn es Ihnen noch sehr schwerfällt, ist es zu Anfang auch in Ordnung, den Po nicht abzusenken.

Woche 1

Zusätzlich zu den beiden Basis-Dehnübungen machen wir jede Woche eine weitere Dehnübung. In der ersten Woche handelt es sich um eine Dehnübung für die Innenschenkel. Probieren Sie bitte täglich den Spagat, wenn Sie mit allen Übungen fertig sind.

Zur Erinnerung:
Die beiden Basisübungen, die jeden Tag zu machen sind

Die Handtuchübung

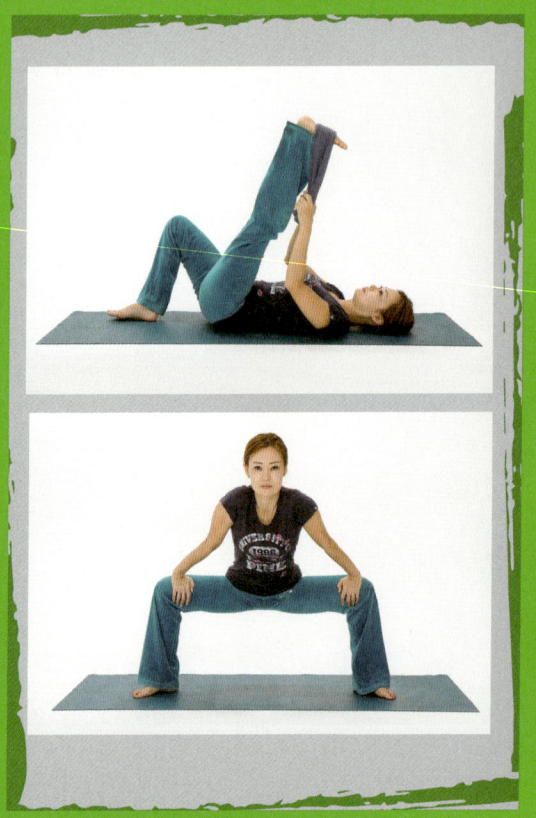

Die Hockgrätsche

Woche 1: Dehnung für die Innenschenkel

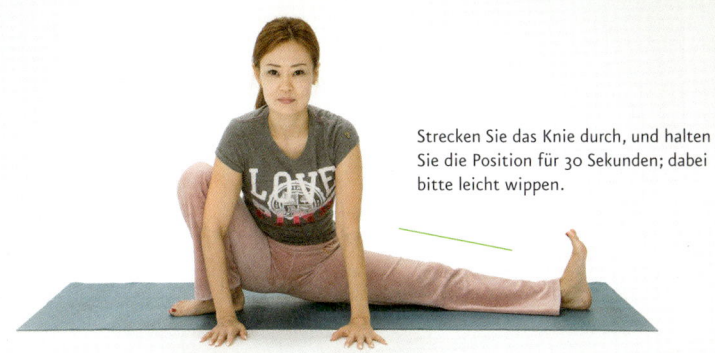

Strecken Sie das Knie durch, und halten Sie die Position für 30 Sekunden; dabei bitte leicht wippen.

✗ Stellen Sie das eine Bein auf, strecken Sie jedes Bein nacheinander für jeweils 30 Sekunden aus und wippen Sie dabei leicht.

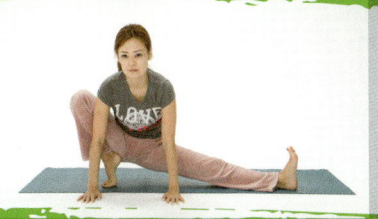

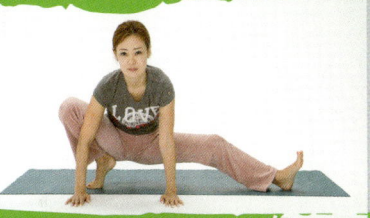

So ist es auch in Ordnung. Es ist auch kein Problem, wenn zunächst die Ferse mit hochkommt.

So sollten Sie es bitte nicht machen. Wenn das Knie mit hochkommt, gibt es keine Dehnung.

x Zum Schluss versuchen Sie bitte einen Spagat und prüfen, wie weit Sie kommen: Spreizen Sie die Beine im Sitzen so weit, wie es geht, und neigen Sie Ihren Oberkörper vorsichtig nach vorne. Unser Ziel ist es, beide Ellenbogen auf den Boden legen zu können. Wenn Sie sich jeden Tag von jemandem aus der gleichen Position fotografieren lassen, können Sie am besten nachvollziehen, wie Sie vorankommen (Sie können Ihr Spiegelbild natürlich auch selbst kontrollieren).

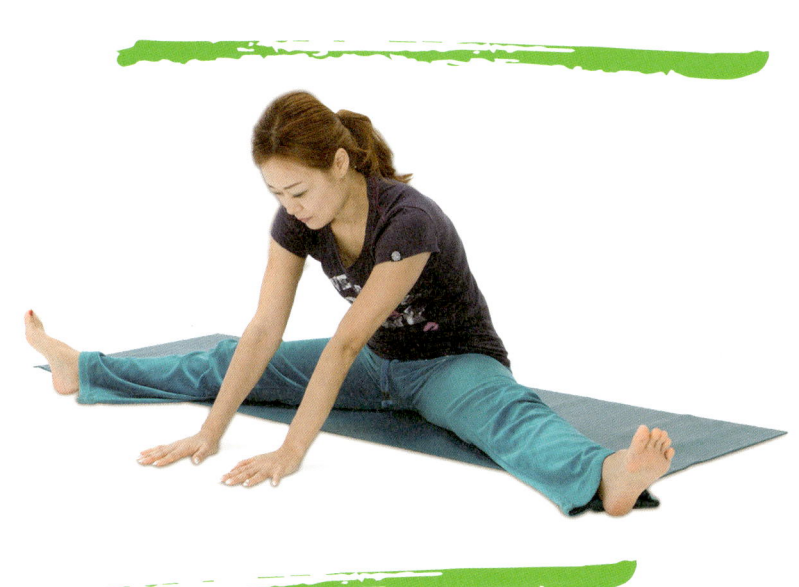

Woche 2

In der zweiten Woche nähern wir uns unter Verwendung einer Wand mit großen Schritten dem Spagat. Da die Wand das Gewicht der Beine stützt, können wir ohne Überanstrengung und ohne die Knie zu beugen die Beine spreizen.

Die Handtuchübung

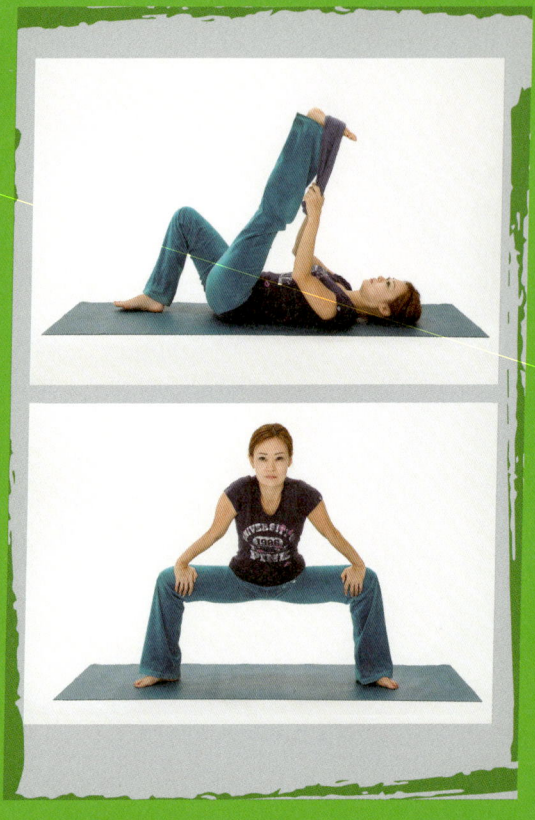

Die Hockgrätsche

Woche 2: Dehnung an der Wand

✗ Berühren Sie mit Ihrem Po die Wand und strecken Sie beide Beine der Decke entgegen.

✗ Lehnen Sie die Beine an die Wand, spreizen Sie sie so weit wie möglich, ohne die Knie zu beugen, und halten Sie die Position federnd 1–2 Minuten.

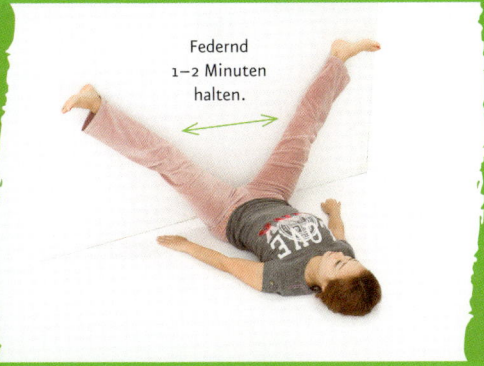

Federnd
1–2 Minuten
halten.

✗ So funktioniert es auch. Die Belastung wird durch den Grad der Spreizung und der Entfernung des Pos zur Wand reguliert. Versuchen Sie einfach, die Beine so weit zu spreizen, wie es geht, ohne Schmerzen zu bereiten.

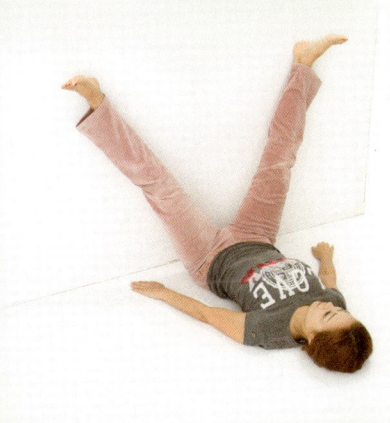

x Zum Schluss versuchen wir einen Spagat und überprüfen, wie weit wir kommen! Vergleichen Sie erneut anhand der gemachten Fotos oder am Spiegel, wie viel weiter Sie kommen als in der ersten Woche.

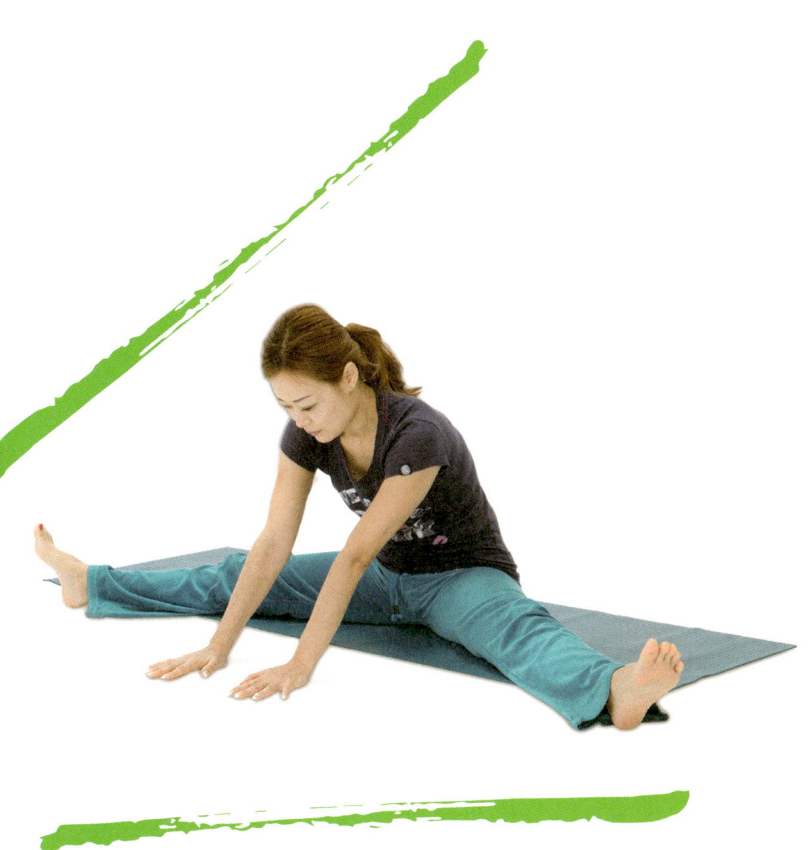

Woche 3

*I*n der dritten Woche machen wir eine Dehnübung, bei der wir einen Stuhl einsetzen und damit das Hüftgelenk dehnen. Der Trick ist, dass wir mit der Lehne die Belastung selbst intuitiv anpassen können.

Die Handtuchübung

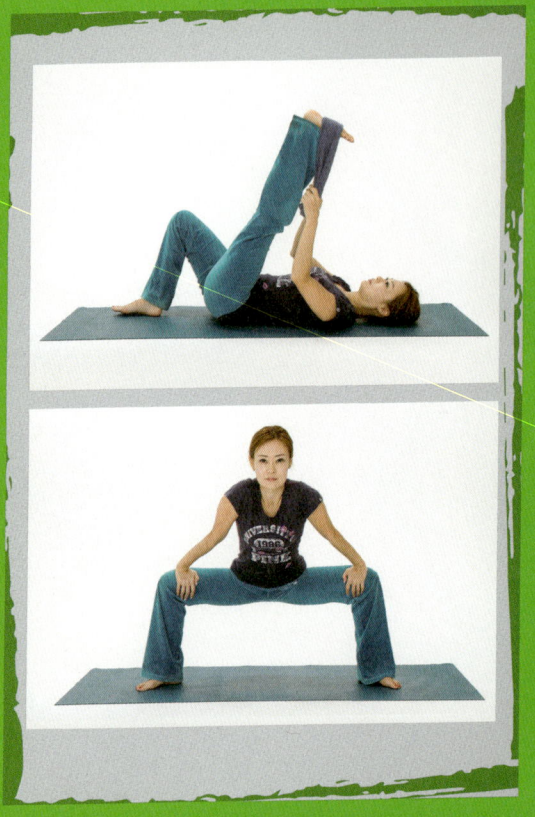

Die Hockgrätsche

Woche 3: Dehnung auf dem Stuhl:

✗ Setzen Sie sich ritt-
lings auf einen Stuhl,
halten Sie sich mit beiden
Händen an der Lehne
fest, und strecken Sie den
Bauch nach vorne, so als
ob Sie mit ihm die Lehne
berühren wollten.

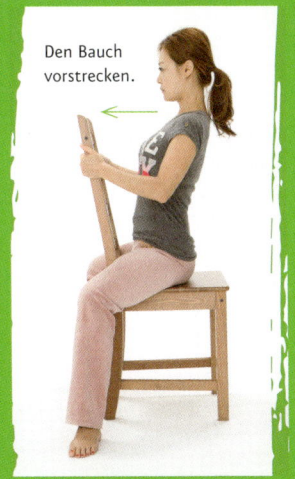

Den Bauch
vorstrecken.

✗ Dann lehnen Sie sich
zurück und dehnen das
Hüftgelenk, indem Sie sich
mit den Händen an der
Stuhllehne festhalten und
die Hüfte vor- und zurückkippen.

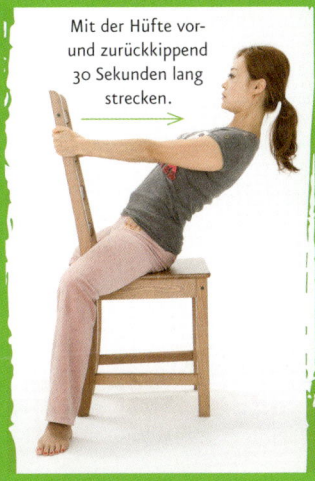

Mit der Hüfte vor-
und zurückkippend
30 Sekunden lang
strecken.

✗ Zum Schluss versuchen wir wie immer einen Spagat und prüfen, wie weit wir kommen. Vergleichen Sie anhand der Fotos oder am Spiegel, wie viel weiter Sie kommen als in der zweiten Woche!

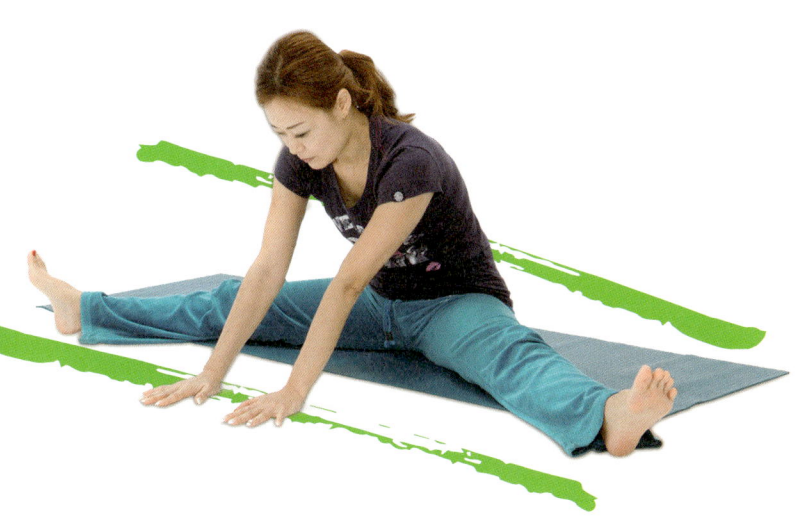

Woche 4

Endlich sind wir in der letzten Woche angekommen. Bei dieser letzten Dehnung setzen wir eine Tür ein und lassen die Wände eines Raumes gewissermaßen das Gewicht unserer Füße halten. So erscheint uns erstmals der Spagat wirklich möglich. Wenn Sie keine Tür zur Verfügung haben, können Sie auch die Frosch-Übung (Erklärung folgt später) ausprobieren.

Die Handtuchübung

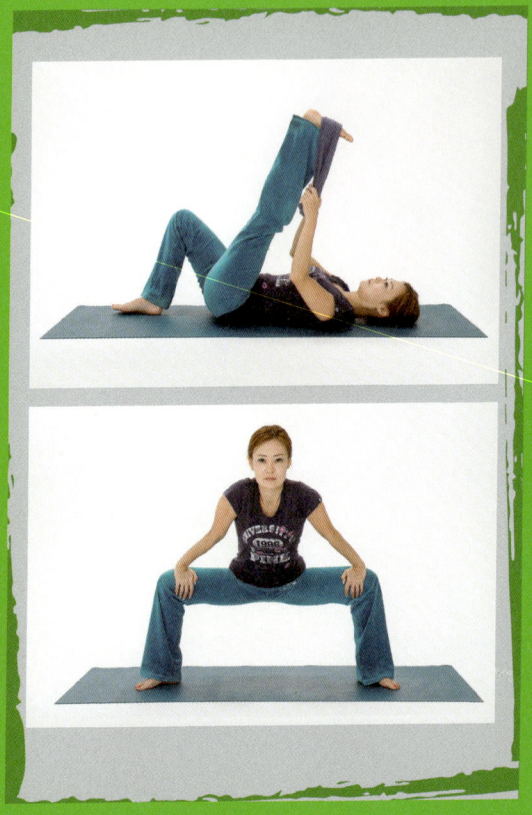

Die Hockgrätsche

Woche 4: Dehnung an der Tür

✗ Suchen Sie sich eine Tür, die sich weg von Ihnen öffnen lässt, und setzen Sie sich mit gegrätschten Beinen mittig vor den offenen Türrahmen.

✗ Stützen Sie beide Beine mit den Wänden, neigen Sie den Oberkörper nach vorne, legen Sie beide Arme auf den Boden, und halten Sie mit dem Körper leicht schaukelnd diese Position für 30 Sekunden.

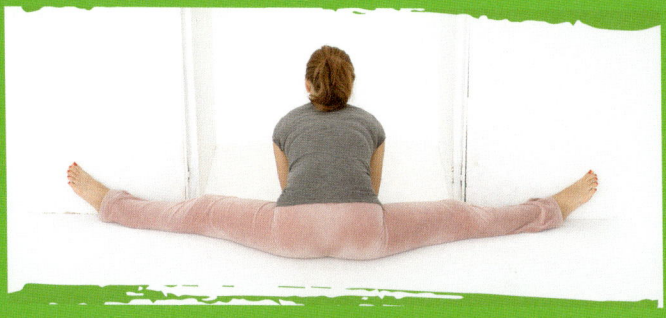

✗ Legen Sie beide Arme auf den Boden, und halten Sie mit dem Körper leicht schaukelnd diese Position für 30 Sekunden.

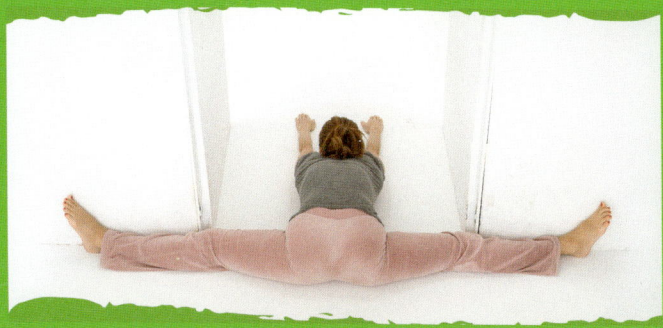

Die Froschübung

✗ Haben Sie keine Tür zur Verfügung? Machen Sie alternativ die Frosch-Übung: Stellen Sie sich so breitbeinig wie möglich hin, drehen Sie die Füße nach außen, legen Sie die Hände auf den Boden, und stützen Sie Ihren nach vorne geneigten Oberkörper, wenn Sie nach vorne zu kippen drohen. Halten Sie diese Position 30 Sekunden lang. Wenn Sie mit den Händen nicht auf den Boden kommen, ist es auch möglich, die Ellenbogen auf die Oberschenkel zu legen und so den Oberkörper zu stützen.

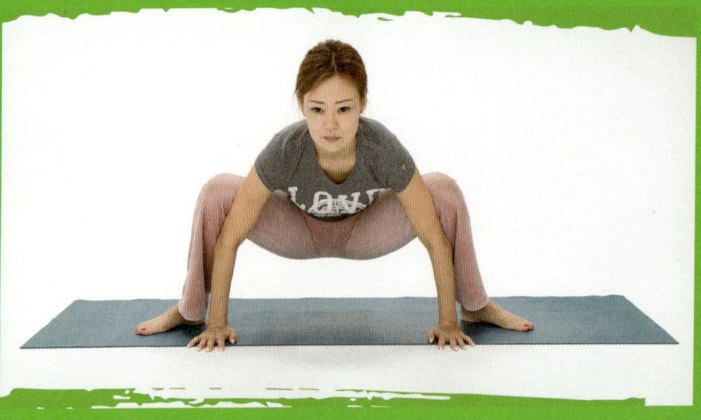

x Zum Schluss versuchen wir einen Spagat und prüfen, wie weit wir kommen. Vergleichen Sie mit den Fotos oder am Spiegel, wie viel weiter Sie kommen als in der dritten Woche!

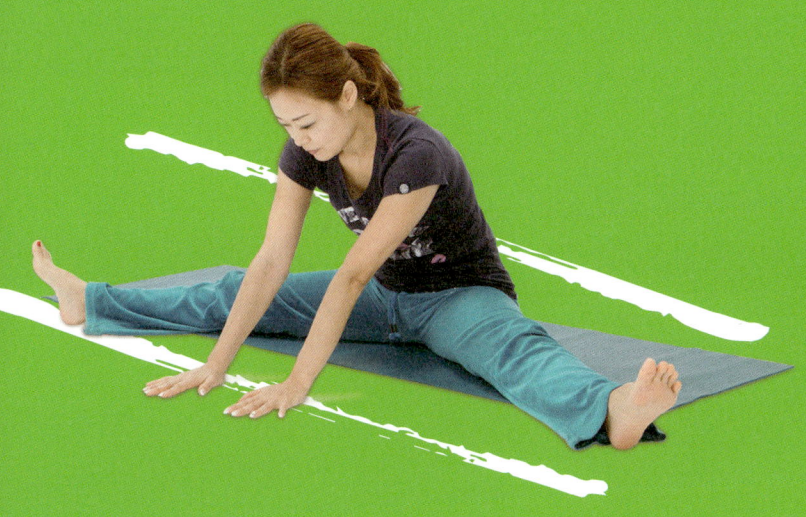

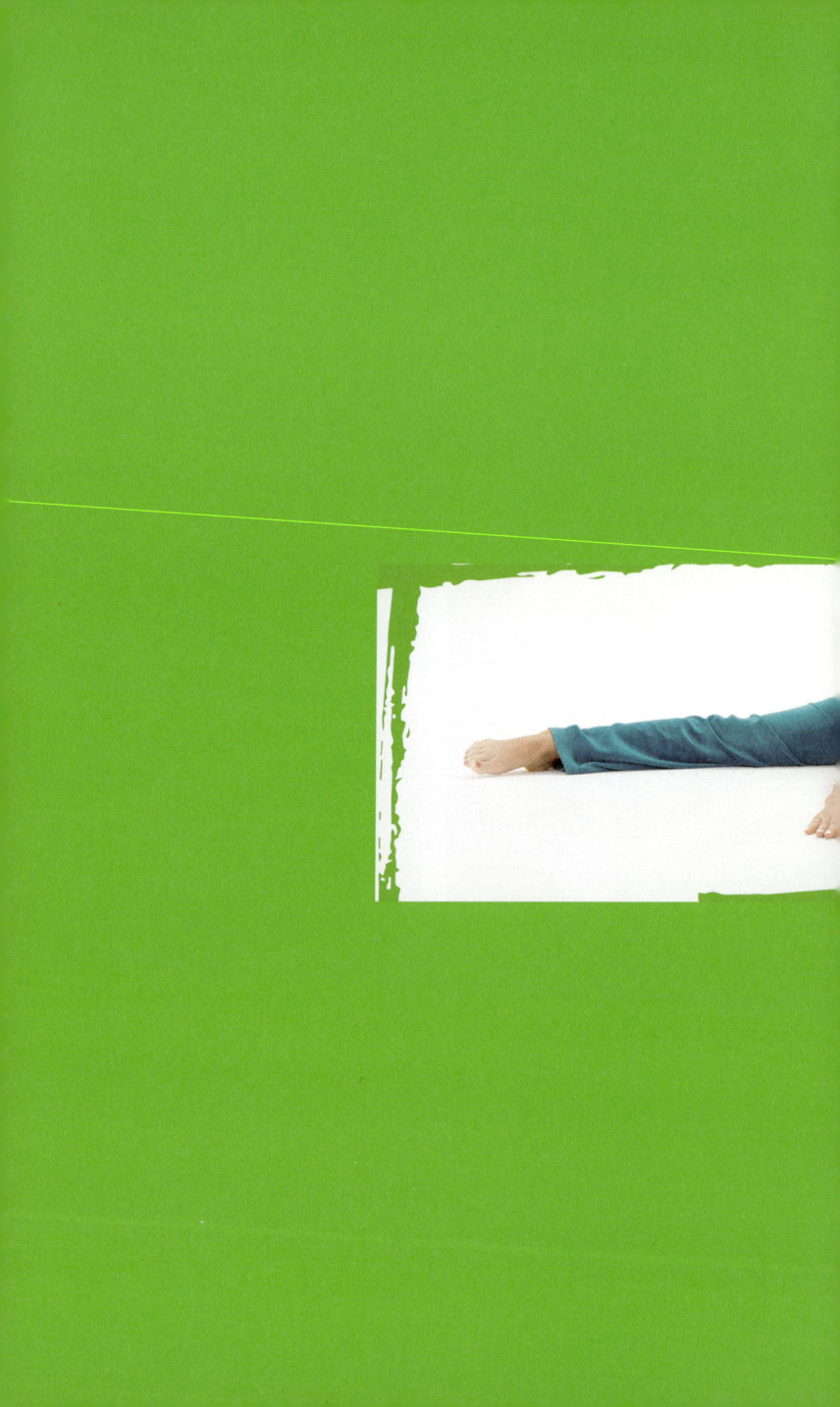

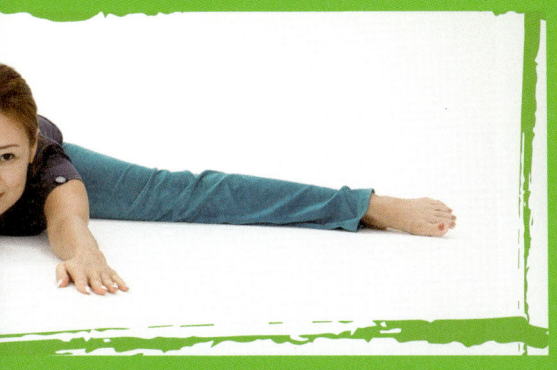

*Nach vier Wochen hat sich ganz
sicher vieles verändert.*

Was man mit dem Spagat alles erreichen kann – Eine Geschichte zur Motivation

Protagonisten

Makoto Oba: Abteilungsleiter, Anfang 40, tätig im Verkauf eines Fachhandelshauses. Sein Sohn Tsubasa ist in der zweiten Klasse und liebt Fußball über alles. In seiner Jugend war auch Makoto Oba ein ziemlich guter Fußballer, doch jetzt ist er nicht mehr so sportlich und hat ordentlich zugenommen. In letzter Zeit wurde ihm schmerzlich bewusst, wie sehr er gealtert ist. Er ist ein netter und fleißiger Mann, kommt aber beruflich nicht so richtig voran.

Ai Umemoto: Angestellte, Anfang 30, die in derselben Abteilung arbeitet wie Oba. Auf der Karriereleiter kommt sie nicht so richtig voran, auch in ihrem Körper fühlt sie sich gerade nicht wohl. Insgesamt hat sie das Gefühl, sich nicht verwirklichen zu können. Seit 5 Jahren ist sie Single.

Tetsuya Hori: 45 Jahre alt, verheiratet, 2 Kinder, sehr erfolgreich tätig im mittleren Management in derselben Firma wie Oba und Umemoto. Ganz allein hat er die vor sich hinsiechende Filiale in Osaka wieder auf Vordermann gebracht. Jetzt wurde er als Hauptabteilungsleiter in die Zentrale zurückgeholt. Er bewegt sich elegant, hat ein fröhliches Naturell und ist optimistisch. Er fasziniert seine Mitarbeiter durch seine positive Ausstrahlung. Das Geheimnis seiner inneren Kraft liegt an ungeahnter Stelle.

Eiko: Yogalehrerin in Osaka. Sie half Hori während seiner Zeit in Osaka, in nur 4 Wochen den Spagat zu lernen.

Prolog 1
Ein Sonntag mit Makoto Oba

Makoto Oba sah sich vor seinem inneren Auge umgeben von Bergen von Unterlagen eine Präsentation vorbereiten, als plötzlich sein Sohn Tsubasa dribbelnd vor ihm auftauchte. Er steckte in einem Sporttrikot, das noch ein wenig zu groß für ihn war. Er sah sehr professionell aus, aber irgendwie hatte es den Anschein, als ob eher das Trikot mit ihm durch die Gegend lief als andersrum. Voller Eifer dribbelte er mit dem Ball um die Möbel, was in der Wohnung natürlich eher gefährlich war. Warum, fragte sich Oba, trug er eigentlich überhaupt sein Trikot, obwohl doch heute gar kein Training war? Während er darüber nachdachte, wurde Oba von einem unbändigen Verlangen nach Schlaf heimgesucht, und sowohl Tsubasa als auch der Bildschirm seines Computers verblassten allmählich.

«Ach, entschuldige, mein Sohn», murmelte Oba schläfrig, «Papa muss sich ein bisschen ausruhen. Außerdem bin ich gerade sehr beschäftigt ... Bitte, nur ein kurzes Weilchen ...» Während er innerlich inständig seinen Sohn anflehte, drehte er sich schwerfällig auf seiner Matratze um.

«Tooooor!»

Tsubasas Schuss traf den Vater direkt in den Rücken, wodurch er vollends aus den Träumen gerissen wurde.

Ach ja! Er hatte versprochen, mit Tsubasa Fußball spielen zu gehen. Jeden Sonntag ging sein Sohn vormittags zum Jugend-Fußballtraining, und meistens kehrte er erst bei Sonnenuntergang wieder nach Hause zurück. Doch heute waren die Drittklässler und die älteren Jungs, an denen er sonst wie eine Klette hing, den ganzen Tag fort zu einem Auswärtsspiel, und für die jüngeren Jahrgänge fiel das Training aus. Das hatte Tsubasa überhaupt nicht gefallen, sodass sein Vater ihm versprochen hatte, seit langem mal wieder selbst mit ihm zu trainieren.

Als er auf die Uhr sah, war es bereits nach neun. Seine Frau war wohl schon weg zu einer Versammlung der Hausverwaltungsgemeinschaft. Tsubasa hatte sich bereits alle Kindersendungen des Vormittagsprogramms angesehen und schien bereit zum Aufbruch. Oba hatte, um sein Versprechen einhalten zu können, letzte Nacht noch bis drei Uhr morgens am Rechner gesessen und sich für die Sitzung am Montag vorbereitet.

Oba war erstaunt. Obwohl er so unsanft geweckt worden war, fiel es ihm im Vergleich zu anderen Tagen leichter, wach zu werden, und auch sein Körper fühlte sich leichter an. Jetzt, wo er die Vierzig überschritten hatte, empfand er die Arbeit zwar einerseits als langweiliger, andererseits aber auch als anstrengender. Zudem entwickelten sich einige sehr fähige jüngere Kollegen, die über die Jahre eingestellt worden waren, als es wenige gute Stellen gab, zusehends zu einer ernst zu nehmenden Konkurrenz für ihn. Dauernd fühlte er irgendwo in seinem Körper – in den Schultern, im Rücken, im Kreuz oder in den Hüftgelenken – einen Schmerz oder eine Müdigkeit, aber heute fühlte er sich so frisch, als ob alle Beschwerden nur ein Spuk seien. Das war wohl einer der seltenen Glückstage, die höchstens einmal im Monat vorkamen.

«He, Tsubasa, warte mal kurz. Ich bin gleich so weit», rief Oba und warf die Bettdecke von sich. Heute wollte er sich nicht wie so oft missmutig vor sich hinmurmelnd ins Bad schleppen, sondern sich mit aller Kraft seinem Sohn widmen. Außerdem freute er sich schon darauf, dass morgen sein Vorgesetzter zurückkehren würde.

Es war jedoch nicht nur die gute Laune, durch die Oba sich so leicht fühlte. Schnell wusch er sich das Gesicht, rasierte sich und wollte die Strümpfe anziehen. In letzter Zeit fühlte er sich immer so steif. Wenn er sich nicht ein bisschen zur Seite neigte, bekam er die Strümpfe kaum übergezogen. Und wenn er sich die Schnürsenkel seiner Laufschuhe band, hatte er das früher im Bücken geschafft, aber jetzt hatte er es sich zur Gewohnheit gemacht, sich dazu auf einen Hocker im Eingangsbereich der Wohnung zu setzen. Eine gewisse Behäbigkeit macht doch die Würde einer Autoritätsperson aus, redete er sich ein, doch in Wirklichkeit hatte er erhebliche Schwierigkeiten, wenn er sich nicht hinsetzte. Auch sein allmählich größer werdender Bauch hatte im Übrigen etwas von einem in die Jahre gekommenen Patriarchen.

Oba war in seiner Jugend ein begeisterter Fußballer gewesen. Inspiriert vom Manga-Helden «Kapitän Tsubasa», war er als Grund- und Mittelschüler über den Fußballplatz gestürmt und nie auf der Ersatzbank gelandet. In der Oberschule hatte er dann einen so weiten Schulweg zurückzulegen, dass er erst einmal mit dem Training aufhören musste, aber an der Universität schloss er sich dem Fußballklub an und war oft bei Auswärtsspielen dabei. Dort hatte er auch seine Frau kennengelernt. Noch bis zur Geburt von Tsubasa war er im Hallenfußball-Team der «Alten Herren» aktiv gewesen. Doch in den letzten Jahren war er zu einem jener Mitglieder mutiert, die wegen der vielen Arbeit, der schwindenden Körperkraft und zunehmendem Körpergewicht nur noch bei Abschlussfeiern und den Weihnachtsfeiern auftauchten. Oft wollte er sich ein Beispiel nehmen an den älteren Semestern, die da noch munter in ihren Fünfzigern herumrannten, aber meistens musste er bei ihrem Anblick immer nur laut seufzen.

Heute war tolles Wetter. Wie schön der Berg Fuji von hier aus zu sehen ist, dachte er, während sie auf den Aufzug warteten. Doch Tsubasa würde diese Schönheit wohl erst begreifen, wenn er etwas älter wäre. Es war Obas heimlicher Stolz, dass Tsubasa so eifrig Fußball spielte. Weil er es sich selbst so gewünscht hatte, dass sein Sohn diesen Sport lieben würde, hatte er vor vier Jahren – auch wenn es finanziell gesehen etwas unvernünftig gewesen war – diese Wohnung gekauft. Sie lag in einem Viertel, in dem sehr viel Fußball gespielt wurde, und das nicht nur, weil sich hier ein Klub der Bundesliga angesiedelt hatte, sondern auch, weil der Weg bis zum Flussufer nur zehn Minuten dauerte und es dort gleich mehrere Fußballplätze gab. Zudem gab es eine Fußballschule, in der ehemalige Bundesligaspieler die Kinder trainierten.

Tsubasa hatte über den Sport viele Freunde gefunden und fühlte sich in seinem Viertel voll und ganz zu Hause. Die monatlichen Hypothekenzahlungen waren zwar recht hoch, doch Oba war immer noch glücklich darüber, hierhergezogen zu sein. Trotzdem glaubte er nicht wirklich daran, dass sein Sohn eines Tages Profi werden würde. Aber wenn es auch nur den Hauch einer Hoffnung geben sollte, konnte man nicht früh genug mit dem Training anfangen. Es gab da eine Theorie, laut der die Nervenbahnen hauptsächlich bis zum Alter von zehn Jahren ihre Form annehmen.

So fit, wie ich mich heute fühle, kann ich noch immer mithalten, dachte Oba. Sollte ich vielleicht doch wieder aktiver werden? Oba betrachtete im Aufzugspiegel seine leicht mollige Gestalt und hatte seit langem wieder einmal Lust auf mehr Bewegung.

Da die älteren Kinder heute nicht da waren, wirkte das Gelände am Fluss einsam. Dafür gab es endlich mal genug Platz. Tsubasa balancierte immer wieder den Ball auf seinen Zehenspitzen. Oba entschied sich für folgendes Spiel: Tsubasa sollte auf das Tor zudribbeln, und er würde versuchen, ihm den Ball abzuluchsen. Beim Fußball geht es immer Mann gegen Mann. Das war das Motto, das er seinem Sohn einzubläuen versuchte.

Es war schon ein halbes Jahr her, seit er das letzte Mal so richtig mit Tsubasa trainiert hatte, nein, vielleicht sogar noch länger. Oba staunte. Der Junge hatte riesige Fortschritte gemacht. Er gab sich viel mehr Mühe, die Angriffe seines Vaters abzuwehren, und war außerdem schneller geworden. Oba hatte eigentlich gehofft, sich gar nicht groß anstrengen zu müssen, erkannte aber rasch: Wenn er nicht sein Bestes gäbe, würde er seinem Sohn nicht mal mehr als Übungspartner taugen.

Als Vater war er natürlich sehr stolz auf diesen unerwarteten Fortschritt, und das Training mit Tsubasa entfachte auch seine eigene Leidenschaft neu. Wie die Schritte zu machen waren, wie der Oberkörper zu drehen war, der Zeitpunkt, in dem man sich dem Gegner zuwenden musste, wie der Ball zu treffen war … Der Spaß, den es brachte, wenn man die Bewegungen des Gegners interpretieren konnte und im Angriff sowohl die Geschwindigkeit als auch die Techniken ausreizen konnte.

«Tsubasa, du bist aber ganz schön gut geworden!», rief er. Im Stillen dachte er: «Und ich kann es auch noch! Ich kann immer noch mithalten!»

Leider hielt Obas Freude nicht lange an. Denn selbst wenn sein Kopf noch schnell genug reagierte, konnte er seine Ideen körperlich nicht mehr umsetzen. Außerdem war er schnell erschöpft. Er atmete heftig. Tsubasa lief ihm einfach davon.

Was war los? Es geht doch noch, oder? Als er mit großen Schritten weiterlief, kam er fast ins Stolpern, und nachdem er etwas komisch aufgetreten war, fiel er zu allem Überfluss auch noch der Länge nach hin.

«Papa! Ist alles in Ordnung?»

Voller Sorge spähte Tsubasa zu ihm hinüber. Oba fiel es schwer zu sprechen, so als ob ihm etwas Seltsames in den Mund gekommen war, und er hatte sich wohl auch das Knie angeschlagen, denn dort spürte er einen brennenden Schmerz. Zum Glück schien er sich aber nicht die Achillessehne gerissen oder den Knöchel verstaucht zu haben.

Er rappelte sich mühsam wieder auf und winkte ab, um seinen Sohn nicht zu beunruhigen: «Alles in Ordnung. Aber üb doch einfach ein bisschen allein weiter.» Oba humpelte an den Spielfeldrand und überprüfte, ob er sich nicht doch etwas getan hatte.

Was für eine Schande! Es war ein Fehler gewesen, sich nach so langer Zeit gleich voll ins Spiel zu stürzen, ohne sich vorher aufzuwärmen. Doch er konnte sich selbst nicht belügen. Die Ursache lag eindeutig in seinem Älterwerden und darin, dass er an Fitness und Geschmeidigkeit eingebüßt hatte. Im Kopf war er vielleicht noch jung und fit, aber selbst wenn das Gehirn meinte: «Das geht noch», konnte der Körper die Befehle offensichtlich nicht mehr so leicht ausführen.

Schließlich musste er seinen Sohn doch enttäuschen, und sie gingen nach Hause, um sich bei einer Tasse Tee aufzuwärmen. Oba war geschockt. Selbst als er gemütlich auf dem Sofa saß, kam er innerlich nicht zur Ruhe.

Würde er bald schon ein hässlicher, unbeweglicher alter Mann sein? Die Tatsache, dass er vor seinem noch voll im Wachstum begriffenen Sohn eine so erbärmliche Figur abgegeben hatte, schmerzte ihn. Ähnliche Gefühle hegte er auch in der Firma immer wieder, wenn er sah, dass seine jüngeren Kollegen bessere Arbeit leisteten als er. Er war nur aus formaler Sicht ein Abteilungsleiter, denn er hatte keine Mitarbeiter, die ihm unterstanden. Und – ehrlich gesagt – fehlte ihm dafür auch das Selbstvertrauen.

Morgen würde ein älterer Kollege, dem er zu großem Dank verpflichtet war, im Rahmen einer großen Umstrukturierung als sein Chef in die Firma zurückkommen. Er hatte in einer Angelegenheit, in der es um alles oder nichts ging, unzweifelhafte Erfolge verbucht und daraufhin eine der begehrtesten Positionen in der Hauptniederlassung erhalten. Noch dazu war dieser Kollege keiner von der Sorte, der sich nach oben durchgeboxt hatte, und auch nicht so aalglatt, dass er unzugänglich wirkte, sondern er war ein eleganter, kluger, willensstarker und charismatischer Mensch, der obendrein viel von sich selbst forderte, während er andere ermunterte und bestärkte. Und zwischendurch schaffte er es sogar noch Zeit dafür zu finden, mit seiner Tochter ab und zu in Harajuku und Shibuya gemütlich einkaufen zu gehen. Was machte dieser ältere Kollege bloß anders als andere? Konnte er selbst es womöglich auch schaffen, in fünf Jahren so zu werden?

Mit diesen Gedanken ging der Sonntag für Oba zu Ende.

Prolog 2
Ein Sonntag mit Ai Umemoto

Und schon war es sieben Uhr abends. Ai Umemoto saß alleine in ihrer kleinen weißen Wohnung. Weil sie sich sonst einsam gefühlt hätte, hatte sie den Fernseher eingeschaltet, allerdings ohne Ton, denn die Sendung interessierte sie überhaupt nicht. Plötzlich fiel ihr auf, dass sie heute noch mit niemandem gesprochen hatte. Morgen würde es in der Handelsfirma, in der sie angestellt war, größere Umstrukturierungen und Versetzungen geben. An ihrer eigenen Arbeit würde sich zwar nicht viel ändern, doch ihre Abteilung sollte mit einer anderen zusammengelegt werden, und sie würde einen neuen Vorgesetzten bekommen. Zum Wochenbeginn war eine große Sitzung anberaumt, damit sich die Kollegen untereinander kennenlernen konnten. Der neue Abteilungsleiter hatte vor, nicht wie sonst üblich

Einzelgespräche zu führen, sondern alle zu versammeln, damit man sich über den derzeitigen Zustand der Firma und die Aussichten für die Zukunft austauschen könne.

Umemoto machte sich noch einmal ihre eigenen Arbeitsergebnisse der letzten zwei Jahre bewusst und fasste sie in einer Ist-Analyse zusammen. Außerdem wagte sie einen Ausblick auf die zu erwartenden Umsätze der Kundengruppe, für die sie zuständig war. Des Weiteren wollte sie über den Stand eines neuen Projekts sprechen und über die bisherige Erfüllung der Ziele, die sie beim letzten Zielgespräch in der Firma eingereicht hatte.

Eigentlich hätte sie das alles schon in der letzten Woche vorbereiten sollen, aber sie hatte es neben den Dingen, die ohnehin anfielen, einfach nicht geschafft, sodass ihr schließlich nichts anderes übrig geblieben war, als die Aufgabe über das Wochenende mit nach Hause zu nehmen.

Sie war deprimiert. Heute war sie mit einer der wenigen engen Freundinnen, die ebenfalls Single war wie sie, zum Mittagessen verabredet gewesen, doch sie hatte ihr wegen der überfälligen Arbeit absagen müssen. Und trotzdem war sie nicht produktiv gewesen, obwohl sie nun dafür ihre Freizeit geopfert hatte …

Umemoto hatte eine Stelle in einer der populärsten Abteilungen der Hauptniederlassung und wurde dort auch wertgeschätzt. Aus ihrem Umfeld erhielt sie viel Lob. Sie selbst glaubte ebenfalls, dass sie zu den Menschen gehörte, die ihre Sache meist gut machten. Besonders stolz war sie auf ihren Scharfsinn und ihren analytischen Blick. Außerdem gab sie sich nach außen stets fröhlich, denn das war eindeutig ein Vorteil bei der Arbeit.

Aber war das alles, was sie in den letzten zwei Jahren erreicht hatte? Hätte sie nicht noch viel mehr erreichen müssen? Haperte es nicht immer wie heute an der Vorbereitung, und hatte sie nicht auch jedes Mal eine Ausrede parat, um Schwierigkeiten von sich abzuwenden und ihre Fehler einfach wegzulächeln? Wie lange würde sie damit noch durchkommen in diesen harten Zeiten, in denen innerhalb und außerhalb der Firma großer Wettbewerb herrschte?

Dessen ungeachtet tat sie immer so, als ob sie übermäßig viel zu tun hätte. Anstatt auf die Qualität ihrer Arbeit zu achten, nahm sie die Zeit, die sie damit verbrachte, wichtiger und redete sich ein, dass sie unverhältnismäßig viel arbeitete. Dieses «Beschäftigt-Erscheinen» bereitete ihr ein angenehmes Gefühl. Doch eigentlich flüchtete sie sich in die Arbeit, um das Chaos in ihrem Privatleben nicht wahrnehmen zu müssen …

Sie verspürte Hunger. Also band sie sich das ungekämmte Haar zusammen, zog sich eine Parka über und stapfte in Sandalen zum Einkaufen in den nahe gelegenen Supermarkt. Wenn sie um diese Zeit aus dem Haus ging, würde sie gerade rechtzeitig zum Beginn der allabendlichen Preisreduktionen auf die einfachen abgepackten Beilagen ankommen. Außerdem würde es heute, an einem Sonntag, weniger Konkurrenz und somit mehr Auswahl geben.

Unterwegs konnte sie sich nicht des leisen Gefühls

von Reue erwehren, das sie heute schon den ganzen Tag geplagt hatte, selbst wenn sie es aus dem Kopf verbannen wollte: Wenn sie heute schon so wenig erfolgreich herumgewurschtelt hatte, hätte sie sich doch wenigstens die Freude des gemeinsamen Mittagessens gönnen sollen. Auch die vielen Reisen, die sie so gerne unternehmen wollte, aber immer wieder vor sich herschob, oder die Diät, die sie diesmal durchhalten wollte und doch wieder abbrach, oder die Yogastunden, die gar nicht so billig waren ... dass sie das alles nicht schaffte, schob sie immer auf die Arbeit. Sie war nicht wirklich ehrlich zu sich selbst. Zudem empfand sie in ihrem Job nicht in dem Maße das Gefühl der Selbsterfüllung, wie sie es sich ständig einzureden versuchte. Nüchtern betrachtet musste sie zugeben: Sie konnte nichts wirklich durchziehen. Und nichts gelang ihr wirklich gut.

Die Gedanken kreisten unaufhörlich, und sie kam keinen Schritt voran. Heute ging Umemoto härter mit sich ins Gericht als sonst. Sie war 32 Jahre alt und bereits seit zehn Jahren berufstätig. Vor sechs Jahren hatte sie bei ihrem jetzigen Arbeitgeber begonnen. Von anderen als Karrierefrau bezeichnet zu werden war für Umemoto nicht seltsam oder gar unangenehm. Was sie störte, war die Tatsache, dass sie es nicht schaffte, dieser Bezeichnung gerecht zu werden, egal, wie sehr sie sich anstrengte. Sie war wütend auf sich selbst, auf ihr mangelndes Konzentrationsvermögen. Zudem hatte sie Schwierigkeiten damit, selbständig zu planen. Sie hatte kein großes Selbstvertrauen und scheute sich davor, Verantwortung zu übernehmen. Letztendlich wartete sie immer darauf, dass jemand ihr Anweisungen gab, und selbst wenn sie Stress ganz gut aushalten konnte, hatte sie doch nie wirklich den Eindruck, dass sie tatsächlich etwas erreicht hatte. Sie konnte sich einfach nicht von dem Image einer «netten kleinen Angestellten, die ziemlich gute Arbeit leistet» befreien. Irgendetwas fehlte ihr noch zur echten Karrierefrau, aber was genau das war, ahnte sie nur ganz vage.

An der Supermarkttheke gab es – wie erwartet – eine große Auswahl an Produkten, die mit bunten Preisschildern und «50% Rabatt»-Aufklebern versehen waren. Die kalte Luft, die aus den Kühlregalen aufstieg, gab der ganzen Situation einen Hauch von Trostlosigkeit, aber trotzdem legte sich ihre schlechte Stimmung ein wenig. Umemoto wählte einen Salat mit Hühnerfleisch, gekochtes Gemüse und gekochten Fisch. Als sie sich ihrer langsam zunehmenden Leibesfülle bewusst geworden war, hatte sie sich angewöhnt, auf Kohlehydrate zu verzichten. Da sie die Kalorien nicht durch mehr Bewegung verbrennen konnte, blieb ihr nichts anderes übrig, als beim Essen etwas aufzupassen. Allerdings kaufte sie auch ein halbes Baguette und eine Fertigsuppe, aber das war für das Frühstück morgen bestimmt. Sie kaufte noch Bier und Haushaltswaren nach und bezahlte mit der Kreditkarte, die sie sich in Kooperation mit einer Fluggesellschaft zugelegt hatte. Als sie darüber nachdachte, wann sie wohl die gesammelten Meilen einsetzen können würde, fiel sie wieder in einen Teufelskreis negativer Gedanken zurück.

Seitdem sie sich mit 26 Jahren von dem Partner

getrennt hatte, mit dem sie schon seit der Schulzeit zusammen gewesen war, hatte sie nie wieder einen gehabt. Damals hatte sie gerade zu ihrem jetzigen Arbeitgeber gewechselt und wollte sich so richtig ins Zeug legen. Ans Heiraten zu denken kam zu diesem Zeitpunkt für sie nicht in Frage. Aber dann heiratete erst die eine Freundin, dann die nächste und wieder eine … und wieder eine … Sie bekamen Kinder, gingen in Mutterschutz und Erziehungszeit, die eine oder andere war sogar schon wieder an ihren Arbeitsplatz zurückgekehrt oder hatte sich auf eigene Fähigkeiten besonnen und war in die Selbständigkeit gegangen. Manch eine blieb auch als Hausfrau und Mutter zu Hause. Natürlich hatten auch all diese Freundinnen so ihre eigenen Probleme zu bewältigen, aber alle schienen die Herausforderungen des Ehelebens und der Kindererziehung aus vollem Herzen anzunehmen und ihr Leben zu genießen.

Umemotos Mutter zeigte kaum Interesse an ihrer Arbeit. Das lag daran, dass diese Berufswelt eine war, zu der sie überhaupt keinen Bezug hatte, war sie doch seit ihrer eigenen Hochzeit stets Hausfrau gewesen. Sie sagte immer nur: «Ach so, du hast wohl viel zu tun, nicht wahr?!» Zugleich übte ihre Mutter jedoch ständig Druck auf Umemoto aus, auch endlich zu heiraten und Kinder zu bekommen. Sie hatte immer einen ganz besonderen Ton in ihrer Stimme, wenn sie berichtete: «Die Sowieso aus der Nachbarschaft ist jetzt zum zweiten Mal schwanger» oder «Deine Cousine will ihre Hochzeit auf Hawaii feiern» und so weiter …

Auch auf Facebook oder Instagram waren das anscheinend die einzigen Themen. Manchmal war es eine Qual für Umemoto, sich all die Bilder und Postings anzusehen. Gab es in ihrer Generation überhaupt noch jemanden, der ähnliche Sorgen hatte wie sie? Selbst wenn, in den sozialen Netzwerken würde das ohnehin niemand offenbaren. Umemoto verstand die Sorgen, die sich ihre Mutter um sie machte. Sie wollte sie sicher nicht drängen, aber sie wollte auch nicht akzeptieren, dass keine neue Liebesbeziehung im Leben ihrer Tochter in Aussicht stand.

Im Moment folgte ein trostloser Tag auf den anderen, und Umemoto wusste nicht, wohin das alles noch führen sollte. Sie wärmte das gekochte Gemüse und den Fisch in der Mikrowelle auf und sah beim Essen noch einmal ihre Unterlagen für die Präsentation durch. Eigentlich war alles Notwendige drin, aber die Daten für die Analyse der derzeitigen Situation, aus der sich die zukünftigen Aufgaben und der Ausblick für die Zukunft ableiteten, waren sehr mager, und auch die Schlussfolgerungen klangen noch zu vage. Doch jetzt war es zu spät, sich weitere Unterlagen zu besorgen, diese gründlich auszuwerten, die Defizite auszubügeln und die Argumente besser zu belegen. Es war schließlich auch keine gute Idee, die Woche mit einer durchgearbeiteten Nacht zu beginnen.

Sie wollte nun einfach ein bisschen vor sich hin träumen, die Zeit verstreichen lassen, aufgeben und schlafen gehen. Wenn sie morgen ertappt werden würde, sollte man sie halt ausschimpfen. Bei diesen Gedanken bekam sie plötzlich Lust auf ein Bier. Was sie sich zum Essen gekauft hatte, reichte eindeutig nicht aus, um satt zu werden. Schließlich warf sie ihre Pläne von vor einer halben Stunde um und aß auch noch das Baguette auf. Wie erbärmlich war es doch, dass sie sich damit herausredete, dass sie wenigstens die Reihenfolge Gemüse, Eiweiß, Kohlehydrate eingehalten hatte! Gerade weil es ihr momentan nicht gutging, konnte sie auch nicht lange bei ihrem Entschluss zu einer Diät bleiben. Und da sie gerade bei dem Thema war: Die Yogastunden, die sie angefangen hatte, um früher von der Arbeit gehen zu können, da sie um 20 Uhr begannen, hatte sie ebenfalls nach wenigen Malen wieder abgebrochen. Sie war mittlerweile zu ungelenk geworden, und die Bewegungen fielen ihr schwer. Mit über 30 Jahren brauchte sie sich gar nicht mehr einzubilden, noch Marathonläufe zu gewinnen. Was tat sie da nur? Wie weit wollte sie es noch mit dieser Halbherzigkeit treiben? Wo wollte sie eigentlich hin? Umemoto seufzte tief.

Der neue Vorgesetzte hatte an derselben Universität wie ihr Kollege Oba studiert, der ihr schon oft geholfen hatte. Es hatte sie sehr beeindruckt, dass Oba, der sich normalerweise mit Urteilen über andere Menschen sehr zurückhielt, den neuen Abteilungsleiter so überschwänglich gelobt hatte. Schließlich war es ihm gelungen, die Verkaufsabteilung der Osaka-Filiale, die schon kurz vor der Schließung gestanden hatte, auf wundersame Weise wieder aufzubauen, und so hatte er die Aufmerksamkeit des Managements auf sich gezogen. Solche Gerüchte waren Umemoto bislang über den ihr Unbekannten zu Ohren gekommen. Es hieß, er sei ein wundervoller Mensch, der sich um seine jüngeren Kollegen kümmere, gut angezogen sei und sich bei alldem noch Zeit für seine Familie nehme. Gab es tatsächlich solch einen Superman-ähnlichen Menschen?

Umemoto überarbeitete ihre Präsentation noch ein wenig, speicherte sie ab und machte sich auf etwas Schlimmes gefasst, als sie den PC herunterfuhr und abschaltete. Auf diese Weise ging der Sonntag von Ai Umemoto zu Ende.

Szene 1: Überraschung im Konferenzraum

Wie erwartet, wurde Umemoto aufgrund mangelnder Vorbereitung im Meeting gerügt. Trotzdem fühlte sie sich gar nicht so schlecht im Vergleich zu gestern Abend, als sich ihre Gedanken immerzu im Kreis gedreht hatten. Der neue Abteilungsleiter, Tetsuya Hori, beschränkte sich darauf, die notwendigsten Kritikpunkte anzusprechen, und nachdem er Umemoto ermahnt hatte, in Zukunft besser aufzupassen, machte er ihr konstruktive Vorschläge und entließ sie mit äußerst sinnvollen Ratschlägen, wie sie die Präsentation noch einmal überarbeiten könne.

Dieser Mensch ließ sich nicht täuschen. Bei diesem Gedanken bekam Umemoto sogar ein bisschen gute Laune. Auch Oba entging nicht, dass sich Umemoto mit Elan an die Arbeit machte.

Die Sitzung hatte um 13 Uhr begonnen und dauerte fast vier Stunden. Zunächst gab es Grundsatzreden der zuständigen Manager und des neuen Abteilungsleiters, dann folgten die Präsentationen der einzelnen Mitarbeiter. Für Oba war sie im Flug vorbeigegangen. Sicher hatten alle Versammelten gespürt, dass Hori noch charismatischer war, als sie es aus Erzählungen gehört hatten. Auch Oba war zutiefst beeindruckt von Horis Auftreten – nicht nur vom Inhalt seiner Rede, sondern auch davon, wie es ihm gelungen war, eine angenehme Atmosphäre zu schaffen, für Abwechslung zu sorgen, die Stimmung zu heben, ohne seine eigenen Gefühle zu unterdrücken, und alle aus der Reserve zu locken.

Oba kannte Hori zwar schon seit fast 20 Jahren, aber

da er meist allein mit ihm sprach, war es schon lange her, dass er ihn in einer derartigen Situation erlebt hatte. Außerdem hatte er sich ein bisschen Sorgen um seine Kollegin Umemoto gemacht, die heute in aller Öffentlichkeit ermahnt worden war. Sie war zugewandt, freundlich und hilfsbereit, und da sie normalerweise so arbeitete, dass man nichts zu beanstanden hatte, fragte er sich, ob sie nun stark verunsichert war. Es wäre doch zu schade, wenn Hori vielleicht doch einen negativen Eindruck auf sie gemacht hätte. Aber das würde er ja merken, wenn er nun mehr mit ihr zu tun haben würde. Die Abteilung, die Hori zugewiesen bekommen hatte, war durch Zusammenlegungen auf insgesamt 50 Mitarbeiter angewachsen, und es schien, als ob ein einfacher Angestellter im Betriebsalltag kaum die Gelegenheit haben würde, mit ihm zu sprechen. Als die Sitzung zu Ende war, wollte sich Oba bei Umemoto erkundigen, wie es ihr ging. Aber als sich ihre Blicke trafen, kam sie ihm mit einer Frage zuvor: «Herr Oba, Sie kennen Abteilungsleiter Hori näher, nicht wahr? Ich würde mich so gern noch einmal ausführlicher mit ihm über die Präsentation unterhalten, aber ich weiß nicht, ob ich ihn einfach direkt ansprechen kann ...»

Nichts leichter als das, dachte Oba. Er würde Umemoto Hori ganz nebenbei vorstellen. Doch leider war Hori gleich von dem Manager angesprochen worden, der neben ihm gesessen hatte. Er blieb auf seinem Stuhl im Konferenzraum sitzen und holte seine Unterlagen heraus. Es sah so aus, als ob das ein längeres Gespräch werden würde, und Oba wollte ihn jetzt auf keinen Fall stören. Außerdem verließen die anderen Konferenzteilnehmer nach und nach den Raum. Es wäre seltsam gewesen, wenn Oba und Umemoto geblieben wären.

«Sollen wir draußen warten, bis das Gespräch beendet ist?», drängte Oba und begab sich zusammen mit Umemoto auf den Korridor.

«Gern, Makoto, danke für deine Hilfe! Herr Hori hat auf deiner Universität studiert, oder?»

«Ja, und er hat mich damals auch eingestellt. Danach habe ich ihn auf der Fortbildung für die neuen Angestellten wiedergetroffen, und seitdem hat er mir immer wieder sehr geholfen.»

Umemoto merkte sofort, dass Obas tiefes Gefühl von Dankbarkeit echt war.

«Herr Hori ist wunderbar, nicht wahr? Heute habe ich ihn zum ersten Mal in Aktion gesehen, aber ich hatte gleich das Gefühl, alles erreichen zu können, was er von mir verlangt, selbst wenn ich ihn erst wenige Stunden habe sprechen hören.»

«Genau. Allerdings gibt es nichts, das wir im Umkehrschluss für Herrn Hori tun können. Letztendlich ist er es immer, der uns unterstützt …»

Oba begann Umemoto von Horis Karriere zu erzählen. Vor zwei Jahren kursierte in der Firma die Idee, die Verkaufsabteilung in der Filiale in Osaka aufzulösen, die in dieser wirtschaftlich schwierigen Zeit besonders schlechte Ergebnisse aufwies. Alles, was es dort zu verkaufen gab, sollte veräußert und die restlichen Kunden vom Außendienst in der Hauptstelle betreut werden. Nach einigem Hin und Her wurde Hori nach Osaka ver setzt, und es wurde beschlossen, die Filiale zu schließen, sollte ihm die Rettung nicht innerhalb von drei Jahren gelingen. Im Hintergrund spielte zudem wohl auch ein heikler firmeninterner Streit eine Rolle.

Da Horis Tochter damals kurz vor der Aufnahmeprüfung in die Oberschule stand, blieb die Familie in Tokio, und er zog allein nach Osaka. Trotz des Drucks schaffte er es in weniger als der Hälfte der Zeit, Hoffnung und Elan in dieser Filiale neu zu entfachen. Die kalte Schulter, die man dem neuen Mann aus Tokio zeigte, wandelte sich innerhalb eines einzigen Monats in großen Respekt um.

Sätze, die Hori damals ständig wiederholte, waren: «Wofür arbeiten wir hier eigentlich?» oder «Ich übernehme die Verantwortung!». So weckte er die Leidenschaft seiner Mitarbeiter und erreichte rasch Ergebnisse, über die man sich kaum beschweren konnte. Hori, früher ein hochgelobter Mittelfeldspieler im Baseball, kletterte nun schnell die Karriereleiter hinauf. Und heute war er als Sieger nach Tokio zurückgekehrt und mit der Leitung der neu zusammengelegten Verkaufsabteilung der Hauptgeschäftsstelle belohnt worden.

«Makoto, du kennst Herrn Hori aber auch persönlich, nicht wahr?», fragte Umemoto neugierig.

«Ja, das stimmt. Er ist 45. Glaubst du mir das?»

«Nun, er ist generell ganz anders als die anderen Männer in seinem Alter, überhaupt nicht dick, zieht sich schick an und bewegt sich ziemlich elegant, nicht wahr?»

«Ja», seufzte Oba, «ich dagegen habe jetzt schon ein

hübsches Bäuchlein angesetzt … Aber ich habe das Gefühl, dass Hori nicht schon immer so war, sondern mit zunehmendem Alter immer fitter geworden ist. Besonders in den zwei Jahren, die er in Osaka verbracht hat. Seitdem er wieder in Tokio ist, waren wir gelegentlich zu zweit in einer Kneipe. Je öfter ich ihn treffe, desto klarer und fokussierter wirkt er auf mich.»

«Ich habe auch ganz schön zugenommen», erwiderte Umemoto missmutig, «wie macht er es bloß?»

«Na ja, es heißt, dass er seit seiner Rückkehr nach Tokio mit seiner Tochter, die jetzt die Oberschule besucht, regelmäßig zu Fuß in die Stadt einkaufen geht und mit seinem Sohn, der jetzt Mittelschüler ist, morgens fünf Kilometer läuft.»

Ai Umemoto merkte, wie sie sich zunehmend entspannte. Jedenfalls wurde ihr aus dem Gespräch mit Makoto Oba klar, dass man sich auf Hori verlassen konnte, und da Oba zwischen ihnen vermitteln würde, hatte sie das Gefühl, dass es nicht allzu schwierig sein dürfte, eine gute Beziehung zum neuen Chef aufzubauen. Wenn er wirklich so ein toller Mensch war, würde sie gerne möglichst viel direkt von ihm lernen und ihn ungeniert um Rat bitten können. Umemoto fühlte sich erleichtert und blickte für einen Moment positiv in die Zukunft.

Da ging die Tür zum Konferenzraum auf, und der Spitzenmanager kam heraus. Lachend sagte er: «Nun, Herr Hori, dann mal viel Glück!», und zog die Tür hinter sich zu. Hori blieb drin. Oba und Umemoto blickten verstohlen zur Tür hinüber. Es war kein Laut zu hören.

Ratlos blickten die beiden sich an. Und dann riss Oba plötzlich mit einer kräftigen Bewegung die Tür auf, noch ehe Umemoto «Also, Makoto! Wie wäre es mit anklopfen?!» rufen konnte.

Der Anblick, der sich den beiden nun bot, war mehr als ungewöhnlich: Tetsuya Hori saß in seinem Anzug auf dem Teppich im Konferenzraum, seine Beine waren zu 180 Grad gespreizt, und sein Oberkörper ruhte entspannt auf dem Boden.

Szene 2: Wie weit könnt ihr euch nach vorne beugen?

«Jetzt habt ihr mich aber erwischt!» Hori fuhr hoch. Er blickte die beiden zuerst etwas besorgt und peinlich berührt an, doch dann hellten sich seine Gesichtszüge rasch auf. Oba und Umemoto bekamen den Mund nicht mehr zu. Was sich da vor ihren Augen gerade abgespielt hatte, war einfach zu skurril, und sie wussten nicht, was sie sagen sollten.

«Da habt ihr mich in einem etwas unpassenden Moment erwischt! Die Sitzung war so lang, ich wollte mich nur kurz entspannen …», erklärte Hori verlegen.

«Entspannen … lieber Tetsuya … im Spagat? Ich habe gerade zum ersten Mal in meinem Leben jemanden einen Spagat machen sehen!», sagte Oba baff.

«Herr Hori, wird Ihr Anzug nicht schmutzig, wenn Sie da so auf dem Boden sitzen? Reißt da nicht vielleicht sogar eine Naht?», fragte Umemoto besorgt.

«Ich habe in Osaka zwei Dinge geschafft», sagte Hori, als er lächelnd und langsam aufstand.

«Erstens hatte ich eine tolle Zeit mit den Kollegen in der Filiale, und zweitens habe ich meine langjährige Ungelenkigkeit überwunden. Mein Anblick hat euch ganz schön verblüfft, nicht wahr?»

Hori strahlte. Als er merkte, dass die beiden nicht so recht wussten, worauf er hinauswollte, fragte er weiter: «Kann einer von Ihnen zufällig einen Spagat machen?»

«Nein, wie sollte ich auch? Du etwa, Ai?», stammelte Oba.

«Ich auch nicht … Ich habe zwar eine Weile Yoga versucht, aber das ging nicht besonders gut …»

«Ach, das ist nichts Ungewöhnliches. Ich war früher auch nicht besonders beweglich, aber irgendwann habe ich einfach damit angefangen, und innerhalb eines Monats konnte ich den Spagat», erwiderte Hori gelassen.

Die beiden konnten es nicht glauben.

«Na ja, Sie haben vielleicht über sich selbst gedacht, Sie seien ungelenkig, aber in Wirklichkeit waren Sie doch bestimmt schon immer viel sportlicher als andere und somit auch gut vorbereitet, oder?»

«Nein, Makoto, das stimmt nicht», sagte Hori lächelnd. «Würdet ihr es glauben, wenn ich euch sage, dass eigentlich jeder Mensch – es sei denn, es liegen ganz bestimmte Umstände vor – innerhalb eines Monats den Spagat lernen kann? Eigentlich sind es sogar nur vier Wochen. Ähm … Wie war noch mal dein Name?»

«Ai Umemoto. Entschuldigen Sie, aber ehrlich gesagt kann ich das überhaupt nicht glauben.»

«Lieber Herr Hori», schaltete Oba sich nun ein, «also ich habe in letzter Zeit sogar Schwierigkeiten, mir die Strümpfe und Schuhe anzuziehen. Und als ich gestern mit meinem Sohn Fußball spielen wollte, bin ich der Länge nach hingefallen. Insofern kommt ein Spagat für mich wohl überhaupt nicht in Frage. Hängt das nicht ohnehin von einer erblichen Anlage ab, ob man sportlich und gelenkig ist?»

Als er seine beiden Mitarbeiter so sprechen hörte, blickte Hori nun doch ein wenig ernster drein.

«Nein, das stimmt nicht. Und ich werde es Ihnen

auch beweisen. Also, dann legen wir doch gleich mal los. Makoto, du weißt doch, wie man eine Rumpfbeuge macht, oder?»

«Das, was man beim Osteopathen oft macht? Diese Übung, bei der man sich nach vorne beugen und die Hände auf den Boden legen soll?»

«Genau. Macht ihr beide die mal eben, bitte? Ai, vielleicht ist es besser, wenn du die Pumps ausziehst.»

Verwundert legten die beiden Kollegen ihre Unterlagen auf einen Tisch, stellten sich nebeneinander und begannen sich zu bücken.

«Die Hacken zusammen und die Zehen leicht auseinander. Genau. Drückt die Knie durch und passt auf, dass sie nicht gebeugt werden. Das ist jetzt nur ein Versuch, also nicht übertreiben!»

Sowohl Oba als auch Umemoto waren noch weit vom Fußboden entfernt. Egal, wie sehr sie sich anstrengten, sie kamen nicht weiter als bis zwischen Knie und Fußboden.

«Puhhh! Wie anstrengend! Das ist doch gar nicht zu schaffen!», stöhnte Oba.

«Gut, das reicht erst mal. Merkt euch, wie weit ihr gekommen seid.»

«Ähm, Herr Hori, glauben Sie wirklich, dass ich das lernen kann?»

Hori wies mit einem Blick auf die faszinierte Umemoto auf die Wand: «Ich zeige Ihnen eine Übung, die ich von meiner Lehrerin habe und die mich absolut überzeugt hat.»

Lektion 1:
Einminütige Dehnübung zum Üben der Rumpfbeuge

✗ Stellen Sie sich vor eine Wand, legen Sie beide Hände an und drücken Sie die Arme durch. Strecken Sie nun abwechselnd erst das eine und dann das andere Bein mit durchgedrücktem Knie nach hinten aus, und dehnen Sie die Waden und die Achillessehnen jeweils 30 Sekunden lang.

✗ Passen Sie auf, dass das Knie des nach hinten gestreckten Beins immer ganz durchgestreckt ist.

✗ Die Zehen beider Füße zeigen gerade auf die Wand. Passen Sie auf, dass sie nicht zur Seite zeigen.

✗ Die Fersen beider Füße stehen fest auf dem Boden.

✗ Es ist nicht nötig, mit Kraft gegen die Wand zu drücken, Sie sollen sich einfach nur abstützen.

Oba und Umemoto stellten sich so an die Wand, wie Hori es gesagt hatte, und dehnten ihre Beine jeweils 30 Sekunden lang.

«So. Das genügt wohl. Nun, dann wollen wir noch mal die Rumpfbeuge versuchen.»

Es zeigte sich bereits ein erstaunliches Ergebnis. Beide hatten das Gefühl, dass sie sich ganz deutlich weiter nach vorne beugen konnten als zuvor. Die Finger kamen dem Boden schon ein kleines Stück näher.

«Das kann doch nicht wahr sein! Wie erstaunlich. Und das durch nur eine Minute Dehnung!»

«Nicht wahr? Ich war auch ganz baff, als ich es das erste Mal erlebte. Ich habe schon immer unter meinem ungeschmeidigen Körper gelitten, und dann fand ich plötzlich dieses Video …»

Plötzlich fiel es Tetsuya Hori siedend heiß ein: «Oje! Ich müsste ja schon längst unterwegs zu meiner Begrüßungsrunde sein! Aber wo wir schon mal hier sind, was wolltet ihr denn eigentlich eben von mir?»

Oba räusperte sich: «Ai Umemoto hat sich nach der Sitzung noch Gedanken gemacht und wollte Sie um Rat bitten, bevor Sie so viel anderes zu tun haben. Und dann haben wir Sie plötzlich im Spagat gesehen und waren so erstaunt …»

«Genau», schaltete Umemoto sich ein. «Einige Themen, die Sie in der Sitzung angesprochen haben, hängen für mich mit einem etwas schwierigen Thema zusammen. Da hätte ich gerne noch einige Fragen mit Ihnen geklärt, aber als mir das wieder einfiel, waren wir schon dabei, Rumpfbeugen zu machen.»

«Das tut mir leid. Sie können mich gerne fragen, was immer Sie fragen möchten. Wollen wir heute Abend in diesem Konferenzraum in aller Ruhe an der Stelle weitermachen, wo wir gerade aufgehört haben?»

Sie beschlossen, sich um halb acht Uhr wieder zu treffen. Hori zog sein Jackett an und eilte aus dem Sitzungsraum.

Szene 3: Das Interesse ist geweckt!

Abends trafen die drei wieder zusammen. Hori hatte von irgendwoher ein Sixpack gekühltes Bier und ein paar Knabbereien angeschleppt. Oba referierte ihm kurz Umemotos Werdegang und zählte ihre bisherigen Erfolge auf, und diese berichtete im Anschluss von ihren Sorgen und fragte, wie sie die Schwierigkeiten bei der Arbeit seiner Ansicht nach überwinden könnte. Hori stellte seinerseits Fragen, damit sie selbst auf die Lösungen kam, oder gab seiner über zehn Jahre jüngeren Mitarbeiterin aufmunternde Ratschläge.

Oba war zufrieden, als er beobachtete, wie sich Umemotos Gesichtszüge allmählich entspannten. Herr Horis Ansatz war toll. Wenn man Ai nur den Freiraum ließ, würde sie schon selbst auf gute Ideen kommen.

Als Umemoto fertig war, setzte Makoto zu der Frage an, die er selbst am Nachmittag nicht mehr hatte stellen können: «Lieber Herr Hori, warum haben Sie denn ausgerechnet in Osaka angefangen, sich mit Fragen der Beweglichkeit und Flexibilität auseinanderzusetzen? Davon haben Sie mir ja noch nie etwas erzählt.»

«Das ist ja auch etwas sehr Persönliches.»

«Aber musste es denn unbedingt gleich ein Spagat sein?», fragte Umemoto zweifelnd. «Sie hatten doch sicher sehr viel zu tun in dieser Zeit.»

Hori schwieg eine Weile, dann begann er zu sprechen: «Als ich vor zwei Jahren ohne meine Familie nach Osaka ging, fühlte ich mich stark unter Druck gesetzt. Jetzt, wo der Erfolg sichtbar ist, sind alle voller Lob, aber zu Beginn war ich ehrlich gesagt sehr unsicher.»

Unversehens beugte sich auch Makoto Oba nach vorne, um die Geschichte besser verfolgen zu können.

«Erst durch die Überwindung dieses Gefühls der permanenten Überforderung habe ich mich selbst neu gefunden. Und als mir das bewusst wurde, hatte ich ein großes Bedürfnis nach einer seelischen Stütze. Das mag jetzt etwas überraschend klingen, aber für mich bedeutet der Spagat genau das.»

«Aber genau das verstehe ich überhaupt nicht, Tetsuya. Warum denn gerade ein Spagat?», fragte Oba.

Etwas zögerlich sprach Hori weiter: «Der Auslöser ist wohl, dass ich mal in ein Mädchen aus dem Gymnastik-Klub unserer Schule verliebt war. Sie bewegte sich so anmutig. Außerdem hatte sie immer gute Noten und war insgesamt eine beeindruckende Person. Ich bewunderte sie sehr und beobachtete sie in der Sporthalle oft beim Training. Den größten Eindruck machte auf mich, wie sie bei ihren Aufwärmübungen immer leicht und graziös in den Spagat ging. Ich war so ungelenkig, dass ich mir überhaupt nicht vorstellen konnte, jemals selbst so etwas schaffen zu können. Ich hatte das Gefühl, meilenweit von ihr entfernt zu sein. Damals gab das meinem Selbstwertgefühl einen großen Dämpfer.»

«Und – haben Sie dieses Mädchen irgendwann angesprochen?», hakte Umemoto ungeniert nach.

«Nein, ich brachte es nicht fertig. Ich habe übrigens auch meinen engsten Freunden niemals davon erzählt. Wenn ich jetzt daran zurückdenke, finde ich es selbst lächerlich, aber ich glaube, ich traute mich nicht, weil ich es wirklich ernst mit ihr meinte.»

«Aber Tetsuya, das kann man doch als eine Jugenderinnerung ad acta legen, oder? Warum hast du als erfolgreicher Geschäftsmann gerade während einer ernsthaften Herausforderung beschlossen, den Spagat zu lernen? Du hast doch mittlerweile eine wundervolle Ehefrau und zwei nette Kinder!»

Makoto Oba schien es einfach nicht begreifen zu können.

«Das stimmt allerdings.» Hori sah jetzt wieder etwas mehr wie der ernsthafte Manager aus. «Lassen wir mal die Gymnastin beiseite und formulieren es etwas anders: Ist es nicht so, dass etwas, das man nicht kann, die Ursache dafür ist, dass man in den verschiedensten Lebensbereichen irgendwie blockiert ist? Genau deshalb bekam ich wohl auch Angst, als ich die Aufgabe in Osaka wie eine große Mauer vor mir auftauchen sah. Mir schien es jedenfalls so. Die Mitschülerin von damals erschien mir so schön und perfekt, als sie einen sauberen Spagat machte, und ich fühlte mich so schrecklich uncool und unsportlich. Die Erinnerungen an damals beeinflussten vielleicht mein Denken in dieser Anfangszeit in Osaka.»

Diese Worte schienen bei Umemoto einen Nerv zu treffen.

«Ich glaube, ich weiß jetzt, was Sie meinen.»

«Nicht wahr? Damals bin ich im Internet zufällig auf ein sehr beliebtes Video gestoßen, das den Titel «Dehnungsübungen, mit denen auch jeder noch so steife Mensch den Spagat lernen kann» trug und schon mehr als eine Million Mal abgespielt worden war. Ich hielt es kaum für einen Zufall, dass ich gerade jetzt darauf stieß, und schaute es mir einige Male an. In der Hoffnung, durch das Lernen des Spagats vielleicht auch mich selbst bei weitem übertreffen zu können, bat ich die Lehrerin um Unterricht und begann mit den Übungen.»

Oba kannte Hori schon so lange, doch heute hörte er etwas ganz Neues von ihm.

«Auch wenn dem so ist, Sie waren aber sicher nicht so ein hoffnungsloser Fall, wie wir beide es jetzt sind.»

«Doch, vielleicht sogar noch schlimmer.»

«Und haben Sie den Spagat dann wirklich rasch gelernt?»

«Ja, in der Tat. Es war eine ganz ähnliche Übung wie die Rumpfbeuge im Stehen vorhin. Als ich diese Übung von meiner Lehrerin zu Anfang gezeigt bekommen habe, war ich schon sehr erstaunt, wie weit ich die Beine schon spreizen konnte. Wollt ihr das auch kurz mal ausprobieren? Andererseits will man sich hier eigentlich lieber nicht auf den Boden setzen …»

«Nehmen wir doch einfach die Picknickdecke, die wir neulich bei der Kirschblütenfeier benutzt haben», schlug Oba vor. Noch während er sprach, lief er los, um die Decke zu holen, und breitete sie auf dem Boden im Konferenzraum aus.

«Gut, Makoto, du bist das Versuchskaninchen. Deine Hose ist doch wohl ein bisschen weiter geschnitten, nicht wahr? Umemoto, du schaust bitte genau zu.»

Oba setzte sich auf die Picknickdecke.

«Versuch doch zuerst mal ohne Dehnen einen Spagat zu machen. Genauso wie heute Nachmittag prüfen wir erst einmal, wie weit es überhaupt schon geht.»

«Einfach so? Oh ... Das zieht ganz schön in den Beinen!»

Oba brachte die Beine höchstens 90 Grad auseinander, spreizte er sie weiter auseinander, kamen immer gleich die Knie mit hoch.

«So. Und nun bleib in der Stellung, in der du das Ziehen gerade noch so aushalten kannst. Wie weit kommst du dann mit dem Oberkörper nach vorne Richtung Boden?»

Leider funktionierte das nicht besonders gut. Schnell stützte er sich auf dem Boden ab.

«O. k., das genügt. Nun machen wir wieder eine Dehnübung, aber eine andere als vorhin. Du wirst staunen!»

Lektion 2:
Partnerübung zur Dehnung der Beine:

𝑥 Ein Spagat-Schüler und sein Assistent setzen sich einander gegenüber.

𝑥 Derjenige, der die Übung macht, spreizt die Beine so weit es geht und streckt beide Arme nach vorne aus. Der Assistent zieht die beiden Hände sanft nach vorne.

𝑥 Derjenige, der die Übung macht, lehnt sich in die entgegengesetzte Richtung (nach hinten) und hält diese Position für eine Minute.

Hori zog sanft an Makotos Händen. Oba lehnte sich in die entgegengesetzte Richtung zurück. Umemoto sah sich die Szene mit leicht besorgtem Blick an. «Makoto, tut das nicht weh?»

«Nein, es geht erstaunlich gut. Herr Hori, das kommt mir eher wie eine Dehnung des Oberkörpers vor, aber in Wirklichkeit wird dabei die Rückseite der Beine gedehnt, nicht wahr?»

«Richtig!»

Die eine Minute war vorbei, und Makoto versuchte erneut, einen Spagat zu machen. Und wirklich: Wie durch ein Wunder konnte er die Beine schon viel weiter spreizen und sogar den Oberkörper ein Stückchen weiter nach vorne lehnen.

Hori schaute von einem aufgeregten Mitarbeiter zum anderen und machte eine sehr zufriedene Miene.

«Diese Übung ist am einfachsten, wenn man sie zu zweit macht, wie gerade eben, aber es geht auch allein. Da ich ja selbst ohne meine Familie in Osaka war, habe ich sie die ganze Zeit alleine gemacht. Gerade zu Anfang ist es ganz besonders wichtig, jeden Tag dranzubleiben. Nach dieser Übung fühlt sich dein Körper augenblicklich viel geschmeidiger an als vorher, aber wenn du ab jetzt nicht regelmäßig dehnst, bist du im Handumdrehen wieder so ungelenkig wie vorher.»

Hori hatte denselben Gesichtsausdruck, den er trug, wenn er einen beruflichen Ratschlag gab.

«Sie haben sich diese Dehnübung aber doch nicht etwa selbst ausgedacht, oder?», fragte Umemoto.

«Natürlich nicht! Ich habe sie von der jungen Frau gelernt, die das Video gemacht hat und von der ich erzählt habe. Sie heißt Eiko.»

«Sie haben sie tatsächlich in Person getroffen und direkt von ihr gelernt?»

«Ja, das habe ich. Ich fand heraus, dass Eiko zufälligerweise in Osaka Yoga unterrichtet. Und weil sie gerade einen neuen Kurs eröffnet hatte, habe ich den dann gleich ausprobiert. Als einziger Mann in einer Frauengruppe habe ich mich zunächst schon ein bisschen geniert …»

Tetsuya Hori lachte zwar darüber, aber sein Gesicht verriet, dass es gar nicht so schlimm gewesen sein konnte. Auch jetzt, da er wieder nach Tokio zurückgekehrt war, übte er mit Eikos DVD weiter. Umemoto konnte seine Erlebnisse sehr gut nachvollziehen.

«Ich habe auch schon mal Yogastunden genommen, und wenn so jemand wie Sie plötzlich in die Gruppe kommt, dann ist er doch gleich der Hahn im Korb, oder?»

«Na ja … Es spielte vielleicht eine Rolle, dass ich der einzige Mann dort war, dass ich aufgefallen bin. Aber auch Eiko hatte früher einmal Probleme mit der Ungelenkigkeit, da hatten wir also etwas gemeinsam, und mir war es wichtig, trotz des ganzen Drucks im Job nicht die Neugier zu verlieren. Ich konzentrierte mich voll und ganz darauf, mein altes Selbst zu überwinden. Deshalb störte es mich kaum. Und ich gewann sogar neue Freundinnen, mit denen ich mich gerne unterhielt.»

«Und es ist Ihnen wirklich gelungen, in nur 4 Wochen den Spagat zu lernen?»

«Ja. Ich habe ihn allen im Kurs gezeigt, und sie haben geklatscht!»

Hori blickte einen Moment ganz verträumt in die Ferne.

«Wenn ich daran zurückdenke, habe ich das Gefühl, dass allein das Durchstehen dieser vier Wochen und die Überwindung meines Komplexes mir sehr viel Kraft für die beruflichen Herausforderungen gegeben haben. Deshalb bin ich Eiko und meinen Freundinnen aus der Yogaschule sehr dankbar.»

Oba hörte aufmerksam zu, schaute jedoch immer noch skeptisch drein. Auch jetzt noch schien es ihm schwerzufallen, sich mit dem Thema zu identifizieren.

«Aber Herr Hori, Sie sind doch ohnehin schlank und augenscheinlich auch insgesamt sehr sportlich? Hat sich das nicht positiv auf Ihre Schnelligkeit im Spagatlernen ausgewirkt?»

«Das könnte man meinen. Aber wie Eiko immer sagt: ‹Selbst wenn es mehr oder weniger große Unterschiede zwischen den Menschen gibt, so kann doch jeder ganz sicher den Spagat erlernen.› Nehmen wir mal an, du brauchst jetzt für einen 100-Meter-Lauf 14 Sekunden, dann wirst du dich wohl kaum auf unter 10 Sekunden verbessern, egal, wie hart du trainierst, oder?»

«Na ja … das ist ganz sicher unmöglich …»

«Siehst du! Aber beim Spagat ist die Bewegung an sich gar nicht so schwierig, obwohl es ganz toll aussieht, wenn man ihn macht. Natürlich gibt es da individuelle Unterschiede, aber grundsätzlich ...»

Die beiden schienen immer noch stark zu zweifeln. Deshalb legte Hori nach:

«Wenn man den Spagat kann, hat das übrigens in meinen Augen noch viel mehr Vorteile, als einen persönlichen Komplex zu überwinden oder an Optimismus zu gewinnen.»

Bei diesen Worten begann Hori, fast so, als wolle er ein neues Produkt präsentieren, die Vorteile am Whiteboard aufzulisten:

1. Abnehmen, Anti-Aging
2. Schützt vor Verletzungen
3. Verbessert die Bein- und Fußstellung
4. Der ganze Körper gerät wieder in Balance, der Bauch wird flacher
5. Das Hüftgelenk wird in die richtige Position gerückt und ist nicht mehr so anfällig für Schmerzen
6. Korrigiert auch O- und X-Beine
7. Achtung: Menschen mit Wirbelsäulenverkrümmung, Rücken-, Knie- oder Gelenkschmerzen beginnen mit den Übungen erst nach Rücksprache mit dem Arzt.

Die beiden machten große Augen, als sie diese attraktiven «Nebenwirkungen» vor sich aufgelistet sahen.

«Also dass du in Osaka abgenommen hast, ist offensichtlich, Tetsuya», sagte Oba und schaute etwas geknickt an sich selbst hinunter. «Ich dagegen habe in letzter Zeit ein hübsches Bäuchlein bekommen …»

Hori ging darauf nicht ein. «Es stimmt, ich habe in den zwei Jahren fünf Kilo abgenommen! Die Kollegen behaupten, ich hätte mich in der Restrukturierung der Filiale verzehrt, aber in Wirklichkeit verdanke ich das dem Spagat.»

«Tatsächlich, ich habe das Gefühl, dass du noch schlanker bist als früher und dich irgendwie noch eleganter bewegst.»

«Das ist doch toll! Solche wunderbaren Nebeneffekte!»

Als ob er nur auf diese Worte gewartet hätte, wandte sich Hori wieder den beiden zu: «Ich habe das Gefühl, dass ihr jeder so eure Sorgen habt. Wie sieht es aus? Ich glaube nicht, dass es Zufall war, dass ihr mich im Spagat entdeckt habt … Wollt ihr selbst versuchen, vier Wochen zu investieren, um den Spagat zu lernen?»

Was wie ein Scherz klingen mochte, war ganz ernst gemeint.

«Ja, Tetsuya … Aber, ob ich das durchziehen kann? Ich fürchte, es ist zwecklos …»

«Ich auch … Ich habe schon so viel ausprobiert, verschiedene Sportklubs und so weiter, aber immer wieder breche ich nach ein paar Malen ab.»

Tetsuya Hori stand auf.

«Es geht nicht darum, ob ihr glaubt, dass ihr es könnt oder nicht, und auch nicht darum, ob es zwecklos ist. Ich habe nur gefragt, ob ihr es versuchen wollt. Es ist nicht wichtig, ob das zu euch passt oder nicht oder ob ihr am Ende erfolgreich sein werdet. Es geht hier um die innere Haltung. Das ist zumindest meine Meinung.»

Diese Worte entfachten in den Herzen der beiden das Interesse.

«Tetsuya, ich versuche es!»

«Ich mache es auch!»

«Gut! Ich habe fest daran geglaubt, dass ihr das sagen würdet! Es geht nicht nur darum, dass der Körper gelenkiger wird, sondern diese Erfahrung wird auch eure Selbstwahrnehmung verändern. Ich bin der lebendige Beweis dafür.»

Die beiden waren ganz eingenommen von Horis Begeisterung. So sah also sein Vorgehen aus: ungeahnte Kräfte in seinen Mitarbeitern hervorlocken. Sie sollten sich eines Ziels bewusst werden, das direkt vor ihren Augen lag, und dann ließ er sie es ausprobieren. Für sich selbst hatte Oba nun verstanden, warum sein Vorgesetzter als Manager so gute Leistungen hervorbrachte.

Szene 4: Ein Überblick über das Vier-Wochen-Programm

«Nun, beginnen wir mit einer Zusammenfassung von Eikos Programm.» Hori löschte die Schriftzeichen auf dem Whiteboard und begann zusätzliche Erklärungen aufzuschreiben:

✗ Basis-Übung: Handtuchübung
✗ Basis-Übung: Hockgrätsche
✗ Wöchentlich wechselnde Übung:
  • 1. Woche: Dehnübung für die Innenschenkel
  • 2. Woche: Dehnübung an einer Wand
  • 3. Woche: Dehnübung an einem Stuhl
  • 4. Woche: Dehnübung an einer Tür → Spagat!

«Eines noch vorweg: Einen Spagat zu machen funktioniert nur, wenn die ganze Hinterseite der Beine sowie die Fußgelenke und die Knie gut gedehnt sind.»

«Tatsächlich hatte ich bei der Dehnübung vorhin auch das Gefühl, dass die Beinrückseiten gedehnt wurden.»

«So ist es! Deshalb reicht es ja auch genau genommen, die Beinrückseiten zu dehnen, aber ich möchte, dass ihr begreift, dass das Vier-Wochen-Programm eine logisch aufgebaute und zeitlich überaus effektive Routine bereithält. Denn es ist ja wünschenswert, dass man so schnell wie möglich ans Ziel kommt!»

Umemoto war sofort eifrig dabei, eilte zu ihrem Schreibtisch, um einen Block zu holen, und begann, sich detaillierte Notizen zu machen.

«Das heißt, das Programm besteht aus vier Teilen,

denen die Basisübungen gemeinsam sind und zu denen jede Woche noch eine andere Übung hinzukommt, nicht wahr?»

«Genau, so ist es. Das heißt, es sind jede Woche nicht mehr als drei Übungen. Ich werde genau erklären, wie diese Übungen zu machen sind. Wir fangen zunächst mit den beiden Basisübungen an: Umemoto, möchtest du das auch ausprobieren?»

«Ja, unbedingt!»

«Gut! Makoto, mach am besten den Gürtel ab, um dich besser bewegen zu können!»

Zur Überraschung des verblüfften Makoto Oba begann auch Hori seinen Gürtel auszuziehen.

Die Handtuchübung

Legen Sie ein kleines Handtuch um die eine Fußsohle, strecken Sie das Knie durch, und ziehen Sie mit beiden Händen 30 Sekunden lang wiederholt die Enden des Handtuches in Richtung Ihres Kopfes. Dann lassen Sie wieder los.

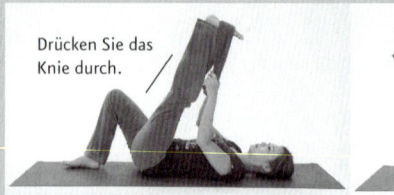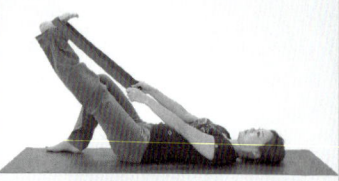

Drücken Sie das Knie durch.

Ziehen Sie 30 Sekunden lang wiederholt das Handtuch zum Kopf und lassen wieder los.

Wenn Sie noch nicht so weit mit dem gestreckten Bein in Richtung Kopf kommen, ist es auch so o. k.

Wenn es zu schwierig ist, brauchen Sie das Bein erst einmal nicht in Richtung Kopf zu ziehen. Allerdings ist es wichtig, dass das Knie durchgestreckt ist. Wenn das Knie nicht durchgedrückt ist, gibt es nicht genügend Streckung. Wenn das kleine Handtuch zu kurz ist, nehmen Sie doch ein Badehandtuch, eine Schnur oder einen Gürtel.

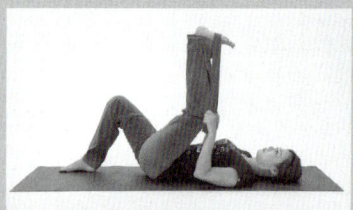

So sollten Sie es nicht machen.

Die Hockgrätsche

Drehen Sie die Knie nach außen, stellen Sie sich in doppelt schulterbreiter Grätsche auf, senken den Po ab und platzieren die Hände in der Nähe der Knie auf den Oberschenkeln.

Wippen Sie in dieser Stellung 20-mal kurz auf und ab (kleine Bewegungen). Dann drehen Sie die Schultern abwechselnd nach innen und drücken dabei stärker die Knie nach hinten. Damit strecken Sie die Fußgelenke und den Rücken.

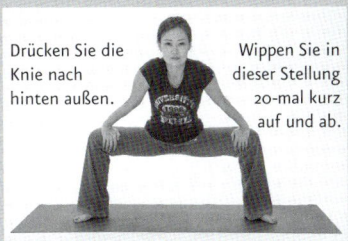

Drücken Sie die Knie nach hinten außen.

Wippen Sie in dieser Stellung 20-mal kurz auf und ab.

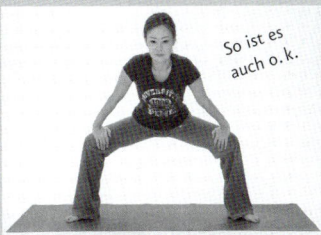

So ist es auch o. k.

Wenn es Ihnen schwerfällt, ist es zu Anfang auch in Ordnung, den Po nicht abzusenken.

«Das sind die beiden Basisübungen, die so lange täglich wiederholt werden, bis man den Spagat kann. Sie dienen auch als Messlatte, d. h., je näher man am Spagat ist, desto näher kommt man in der Handtuchübung mit dem ausgestreckten Bein zum Kopf, und umso tiefer bringt man den Po in der Hockgrätsche.»

Oba kam etwas schneller aus der Puste, aber Umemoto schien Spaß daran zu haben.

«Kapiert. Nun kommen noch die wöchentlich wechselnden Übungen, nicht wahr?»

«Genau! Beginnen wir mit der Übung der ersten Woche:»

Die beiden Basisübungen, die jeden Tag zu machen sind:

Die Handtuchübung   Die Hockgrätsche

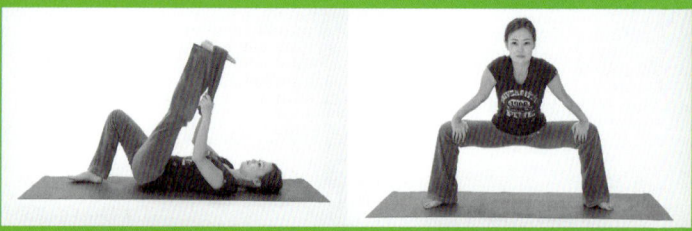

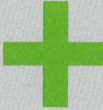

Woche 1: Dehnung für die Innenschenkel

Strecken Sie das Knie durch, und halten Sie die Position für 30 Sekunden; dabei leicht wippen.

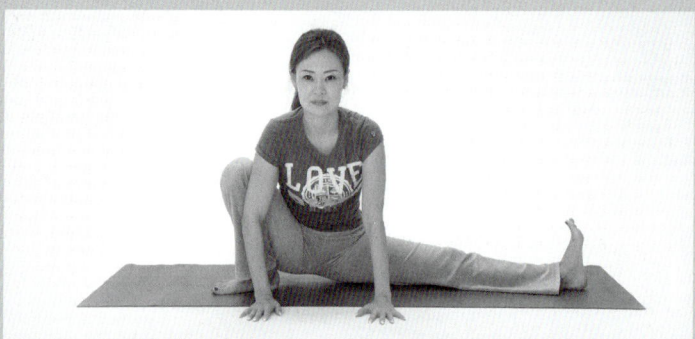

Stellen Sie das eine Bein auf, und strecken Sie das andere Bein wie bei der Beugeübung für 30 Sekunden aus und wippen dabei leicht.

110

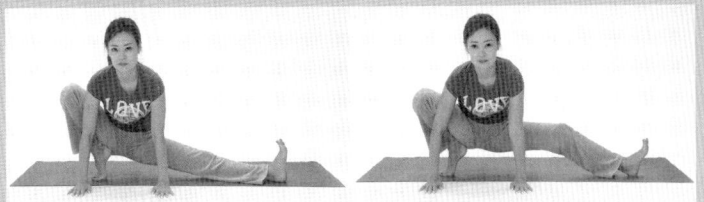

So ist es auch in Ordnung. Es ist auch o. k., wenn bei ungelenken Menschen die Ferse hochkommt.

So dürfen Sie es nicht machen. Wenn das Knie hochkommt, gibt es keine Dehnung.

Zum Schluss versuchen wir einen Spagat und prüfen, wie weit wir kommen!

Im Sitzen spreizen wir die Beine so weit, wie es geht, und neigen den Oberkörper nach vorne. Unser Ziel ist es, beide Ellenbogen auf den Boden legen zu können. Wenn Sie sich jeden Tag von jemandem in der gleichen Position fotografieren lassen, sehen Sie sehr gut, wie Sie vorankommen (Sie können auch Ihr Spiegelbild selbst kontrollieren).

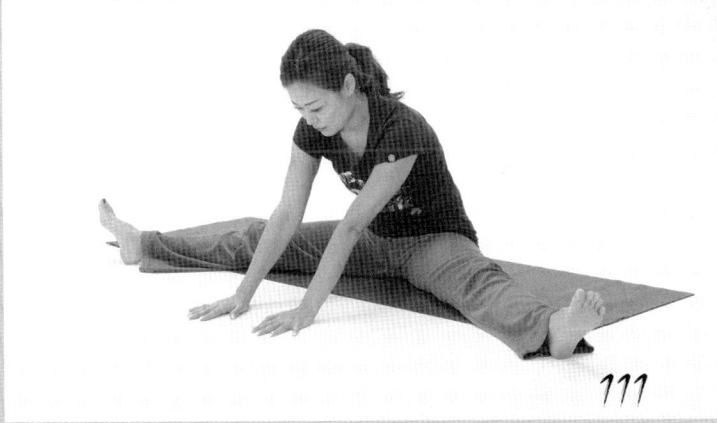

«Tetsuya, das klingt zwar erst mal nicht besonders schwierig, aber es ist doch ganz schön anstrengend ...», ächzte Oba, noch ganz aus der Puste.

«Ja, allerdings!», pflichtete Umemoto bei. «Aber gerade deshalb sind die Übungen bestimmt auch so wirkungsvoll, nicht wahr?»

«Da haben Sie ganz recht, Umemoto. Wenn man es nicht gewöhnt ist, dürfte besonders die erste Woche ziemlich hart für euch werden. Aber jetzt möchte ich noch kurz zusammenfassen, was es sonst noch zu beachten gibt:»

Hinweise und Anmerkungen

Kleidung: Immer bequeme Kleidung anziehen, am besten sind Hosen mit einem Gummizug am Bund.

Ort: Am besten einen Ort aussuchen, an dem der Boden möglichst weich ist, oder einen Futon oder eine Yogamatte ausbreiten. Die Matratze eines Bettes ist zu weich, damit funktioniert es also nicht.

Wann: Der beste Zeitpunkt zum Üben ist, wenn der Körper gut aufgewärmt ist und seine größte Dehnungsfähigkeit besitzt: abends nach einem Bad.

Atmung: Durch den geöffneten Mund ausatmen, als ob Sie die im Körper angestaute Hitze entweichen lassen wollen.

Hinweis: Bei allen Dehnübungen aufpassen, dass dabei nicht übertrieben wird. Sich dabei zu verletzen ist kontraproduktiv. Wir trachten nicht nach dem Maximum, sondern machen die Übung so, dass wir das

Gefühl haben, 70 Prozent zu erreichen. Zu Beginn wird man schnell das Gefühl haben, zu wenig zu schaffen, und übernimmt sich dabei leicht, aber wenn der Körper allmählich geschmeidiger wird, beginnen die Übungen richtig Spaß zu machen. Hier ist Vorsicht geboten!

«Habt ihr alles verstanden? Zum Schluss noch einmal das Ziel des Ganzen: Wir setzen uns auf den Boden, spreizen die Beine, beugen den Oberkörper nach vorne und legen beide Unterarme auf dem Boden ab.»

Während Hori das sagte, zeigte er den beiden noch einmal den Spagat. Seine Beine gingen schön weit auseinander, und er neigte den Oberkörper ohne Probleme nach vorne.

«Toll, Herr Hori! Das ist also die Position, die wir zum Ziel haben, nicht wahr?»

«Genau! Ich kann sogar den Oberkörper ganz auf den Boden bringen, aber mit dieser Position ist allgemein anerkannt, dass man einen Spagat kann.»

«Tetsuya, du bewegst dich wirklich sehr geschmeidig – wie ein Turner!»

«Danke für das Kompliment! Heute nur so weit. Ich werde euch später die Übungen ab der zweiten Woche erklären. Gibt es noch Fragen?»

«Wie du siehst, bin ich etwas rund geworden. Hat das keinen negativen Einfluss auf den Spagat?»

«Überhaupt nicht. Eiko erzählt in solchen Fällen immer, dass sogar die Sumoringer Übungen wie zum Beispiel die Hockgrätsche machen. Es heißt, dass es sogar Sumoringer gibt, die trotz ihrer 100 und mehr Kilo einen Spagat machen können. Das bedeutet, es ist völlig egal für den Spagat, ob der Körper steif ist oder nicht, wie viel Kilo man auf die Waage bringt oder wie dick oder dünn die Beine sind.»

Oba nickte erleichtert.

«Gut. Dann erstattet ihr mir bitte heute in einer Woche Bericht über eure Fortschritte. Ich wünsche euch viel Erfolg. Für heute ist es genug!»

Hori verabschiedete sich mit einem strahlenden Lächeln.

«Jawohl!», antworteten ihm Oba und Umemoto wie aus einem Mund, und ihre Gesichter glühten voller Tatendrang.

Szene 5: Jeder hat so seine Herausforderung (Woche 1)

«Verdammter Mist!»

Makoto Oba, der auf dem Rücken lag und versuchte, sein Bein in Richtung Decke zu strecken, entfuhr erst einmal ein Fluch. Das tat echt weh. Wieder einmal wurde ihm schmerzlich bewusst, wie ungelenkig er war. Am Dienstag war er früh von der Arbeit nach Hause gekommen, hatte gleich zu Abend gegessen und dann gebadet. Nun hatte er den Futon ausgebreitet und mit der Handtuchübung begonnen.

Vor 21 Jahren hatte er Hori während seiner Bewerbungsphase kennengelernt. Dieser war damals bereits seit vier Jahren bei der Firma angestellt und für das Recruiting zuständig gewesen. In einem Café in der Nähe der Firma, das es inzwischen schon nicht mehr gab, hatte er ihm aus irgendeinem Grund bei einem Melonenfrappé begeistert von seinen derzeitigen Aufgaben erzählt. Oba stellte diese Firma ohne zu zögern ganz oben auf seine Wunschliste.

Tetsuya Hori war für ihn seit jeher ein leuchtendes Vorbild gewesen, aber bis gestern hatte er sich noch nie gefragt, warum er ihn eigentlich so toll fand, und hatte nie versucht herauszubekommen, warum er immer so fröhlich war. Nun wollte er am eigenen Leib die Erfahrungen machen, die Hori in Osaka gemacht hatte, denn offensichtlich wirkten sie sich sehr positiv aus. Das war der Hintergedanke, den Oba bei diesem Experiment hatte.

«Uff, aua!»

Aber so einfach war es leider nicht. Zwar hatte er die Dehnübung ordentlich gelernt, aber als er sie jetzt in Angriff nehmen wollte, war er sich nicht mehr so sicher, dass er sie richtig machte. Er konnte körperlich noch nicht umsetzen, was er gelernt hatte.

Für die Handtuchübung benutzte er ein großes Badehandtuch. Zunächst hatte er es mit einem Handtuch in normaler Größe versucht, aber damit wäre er nicht einmal an seine Füße gekommen. Als er nun mit dem Badehandtuch hantierte, wusste er plötzlich gar nicht mehr so genau, wie weit er bei der Übung gehen sollte, und hatte es wohl ein bisschen übertrieben.

Als Nächstes kam die Hockgrätsche dran. Er kam mit dem Po überhaupt nicht weiter nach unten. Nie hätte er geglaubt, dass er auf diese Weise erfahren sollte, wie großartig die Sumoringer doch waren, deren Turniere er immer im Fernsehen mitverfolgte.

«Du, Papa, was machst du denn da? Soll das etwa Sumo sein?»

Kurz vor dem Schlafengehen hatte Tsubasa noch einen Blick auf seinen Vater in einer äußerst ungewohnten Pose erhascht und guckte ganz erstaunt drein.

«Ich mache mit!»

Und schon begann Tsubasa mit der Hockgrätsche. Erstaunlicherweise brachte er den Hintern gleich viel weiter nach unten als Oba selbst. Kinder sind also doch gelenkiger als Erwachsene!

«Papa, ich geh jetzt ins Bett. Pass bitte auf, dass du dich nicht verletzt, ja?»

Die Worte seines Sohnes taten ihm im Herzen weh.

«Ich werde dir schon noch zeigen, wie toll ich dribbeln kann …», dachte er bei sich. «Aber in meiner jetzigen körperlichen Verfassung wird das wohl eher nichts.»

Eine Stunde später. Umemoto hatte ein paar Überstunden gemacht, um das Dossier, das sie bei Hori einreichen sollte, fertig zu bekommen. Nun war sie zu Hause angekommen, hatte gegessen und gebadet und kramte die Yogamatte ganz hinten aus dem Schrank hervor. Als sie damals den Yogakurs gebucht hatte, hatte sie erst einmal das richtige Umfeld schaffen wollen und sich deshalb eine hochwertige Matte geleistet. Sie hätte niemals geglaubt, dass sie ihr irgendwann noch einmal gute Dienste leisten würde.

Bei der Handtuchübung brachte sie die Beine nicht einmal um 45 Grad in die Höhe. Und bei der Hochgrätsche hatte sie nicht nur Probleme, ihren Hintern nach unten zu bringen, sondern aufgrund ihres eklatanten Bewegungsmangels zitterten ihr schon bald die Beine. Vor lauter Selbstmitleid und Angst konnte sie plötzlich keinen positiven Gedanken mehr fassen. Außerdem erschien es ihr angesichts ihrer derzeitigen Verfassung nicht vorstellbar, jemals das Ziel zu erreichen. Warum hatte sie überhaupt eingewilligt?

Am nächsten Morgen ging Ai Umemoto schnurstracks zu Makoto Oba ins Büro.

«Makoto, wie geht es dir mit den Übungen? Klappt es?» Sie sah ihm direkt ins Gesicht.

«Nein, wenn ich ehrlich bin, habe ich das Gefühl, dass es zwecklos ist. Mein Sohn macht es mir schon nach, und meine Frau lacht mich aus …»

«Ach, so ähnlich fühle ich mich auch. Wie schafft man es nur, nicht so schnell den Mut zu verlieren? Wenn das so weitergeht, wird das nichts weiter als eine Qual ...»

Als Hori die beiden im Gang miteinander sprechen sah, kam er lächelnd auf sie zu.

«He! Solltet ihr euch nicht besser zurückhalten, am Arbeitsplatz über Dinge zu reden, die nichts mit der Arbeit zu tun haben?»

«Tetsuya, du merkst aber auch alles.»

«Das steht euch ins Gesicht geschrieben. Da steht: ‹Wahrscheinlich höre ich bald auf›, oder?»

«Hm, das können wir nicht leugnen, nicht wahr, Makoto?»

Anders als am Montagabend im Konferenzraum war Umemoto mutiger geworden.

«Ich habe es ja schon gesagt, aber die erste Zeit ist wirklich die härteste. Wie wäre es, wenn ihr beide erst einmal nur daran denkt, wie ihr diese Zeit überstehen könnt? Jetzt geht es einfach nur darum, jeden Tag diese Übungen zu machen.»

«Aber es fällt mir wirklich schwer, wenn ich überhaupt nicht abschätzen kann, ob ich mich dem Ziel nähere ...»

«Nun ja, es gibt verschiedene Wege, das zu überprüfen. Zum Beispiel die erste Übung, die wir gemacht haben, die Rumpfbeuge, oder die, in der wir im Sitzen den Rumpf nach vorne beugen und nach den Zehen greifen. Anhand dieser Übungen lässt sich die Dehnbarkeit unseres Körpers einschätzen. Noch besser wäre es, an einem Pfosten ein Maßband zu befestigen und jeden Tag das Maß in eine Tabelle einzutragen, die man dann wiederum in eine Graphik umwandeln kann, um den Fortschritt sichtbar zu machen. Umemoto, in solchen Sachen bist du doch Spezialistin.»

«Ja, aber …»

«Macht eure Übungen jeden Tag am selben Ort und nehmt mit dem Smartphone immer von derselben Position ein Foto auf. Es wäre auch keine schlechte Idee, aus diesen Fotos eine kleine Animation zu machen. Dann könnt ihr Tag für Tag eure Fortschritte bewundern. Makoto, du hast doch eine Videokamera, mit der du deinen Sohn beim Fußballspielen aufnimmst, nicht wahr?»

«Ach, du erinnerst dich noch daran?»

«Es ist wichtig, solche Hilfsmittel geschickt einzusetzen und die Wirksamkeit der Übungen zu überprüfen, um sich selbst zu motivieren. Das ist eine Gelegenheit, auf körperlicher Ebene die Schwierigkeit dranzubleiben zu überwinden, und diese Erkenntnisse werden dich auch in der Arbeitswelt weiterbringen. Es ist meiner Ansicht nach auch gut, sich einfach nur darüber zu freuen, dass man etwas Wichtiges dazugelernt hat.»

Da war er wieder, ganz der alte Hori. Wieder einmal bewunderte Oba Horis Motivationstalent.

«Übrigens, was ich noch sagen wollte: Nächste Woche kommt Eiko zu einem Vortrag nach Tokio. Als Dank für meine gute Zeit bei ihr in Osaka werde ich sie in ein leckeres Restaurant einladen. Wenn ihr Zeit und Lust habt, könnt ihr mitkommen und sie kennenlernen.»

«Oh, sehr gerne!»

«Das wäre toll. Können wir sie dann auch direkt um Rat fragen?»

«Ja, genau. Dann lade ich sie gerne vorher noch in die Firma ein. Ihr beide bringt auf jeden Fall bequeme Kleidung mit!»

Szene 6: Das Treffen mit der «Spagat-Königin»

Am folgenden Montag fand abends im Konferenzraum wie vereinbart die Beurteilung von Obas und Umemotos Spagatkünsten nach Ende der ersten Woche statt. Beide hatten im Vergleich zur vergangenen Woche deutliche Fortschritte gemacht.

«Nun, die härteste, die erste Woche habt ihr gut überstanden! Und wir machen genauso weiter.»

Die Gesichter der beiden hellten sich auf. Oba freute sich in zweierlei Hinsicht über Horis Lob. Dieser hatte schon immer die richtigen Worte gefunden. Ganz sicher hatte er etwas übertrieben, aber je mehr man sich einließ, desto leichter wurde es.

Dass Hori nach Tokio zurückgekehrt war und auf eine so ungewöhnliche Art seine eigenen Unsicherheiten bekämpft hatte, ließ ihn in Obas Augen als einen engen, glaubwürdigen Freund erscheinen, worüber er sich sehr freute.

Plötzlich klingelte Horis Handy. Eiko war an der Rezeption eingetroffen. Oba und Umemoto, die sich bereits umgezogen hatten, blieben im Konferenzraum zurück, während Hori sie abholen ging.

«Makoto, Herr Hori versteht es wirklich, nicht nur sehr geschickt zu loben, sondern je mehr er mit einem spricht, desto mehr bekommt man Lust, sein Bestes zu geben, nicht wahr?»

«Genau so ist es. In diesem Punkt hat er sich überhaupt nicht verändert.»

Wenig später betraten Hori und Eiko den Raum. Eiko

wirkte sogar noch schlanker als in dem berühmten Video.

«Guten Abend, es freut mich, Sie kennenzulernen! Sie sind die beiden berüchtigten Lieblingsschüler von Herrn Hori …»

«Mein Name ist Makoto Oba. Ich bin eher ein schlechter Mitarbeiter als ein Lieblingsschüler. Ich freue mich schon auf Ihre Tipps.»

«Ich bin Ai Umemoto! Eiko, Sie sind ja wirklich außerordentlich schlank!», entfuhr es Umemoto.

«Vielen Dank für das Kompliment, aber wenn ich als Lehrerin zu dick wäre, könnte ich nicht gerade behaupten, dass der Spagat eine körperformende Wirkung hat, oder? Eigentlich esse ich nämlich sehr gern.»

Hori erzählte Eiko vom Werdegang der beiden Spagat-Schüler und bat um Rat. Eiko begann zunächst, über die Grundlagen der Dehnübungen zu sprechen.

«Die Ungelenkigkeit des Körpers hat ihre Ursache darin, dass das Hüftgelenk sowie die Muskulatur, die es umgibt, verhärtet sind. Die Dehnübungen der ersten Woche dienen zunächst einmal der Lockerung dieses Gelenkes und der Muskeln. Das war bestimmt ziemlich hart, nicht wahr?»

«Ja, ehrlich gesagt, glaubte ich, sterben zu müssen», erzählte Oba.

«Ich konnte mich auch nicht so richtig daran gewöhnen. Mehr als einmal stand ich kurz davor, einfach aufzugeben», gab Umemoto zu.

«Das verstehe ich nur zu gut. Jetzt bin ich zwar diejenige, die andere Menschen anleitet, aber auch ich

war mal sehr ungelenkig. Und trotzdem wurde ich Yogalehrerin.»

«Wie steht's, wollen wir uns nicht bei dieser Gelegenheit einen perfekten, schönen Spagat zeigen lassen?»,
fragte Hori lächelnd.

Eiko willigte ein und zeigte einen professionellen
Spagat.

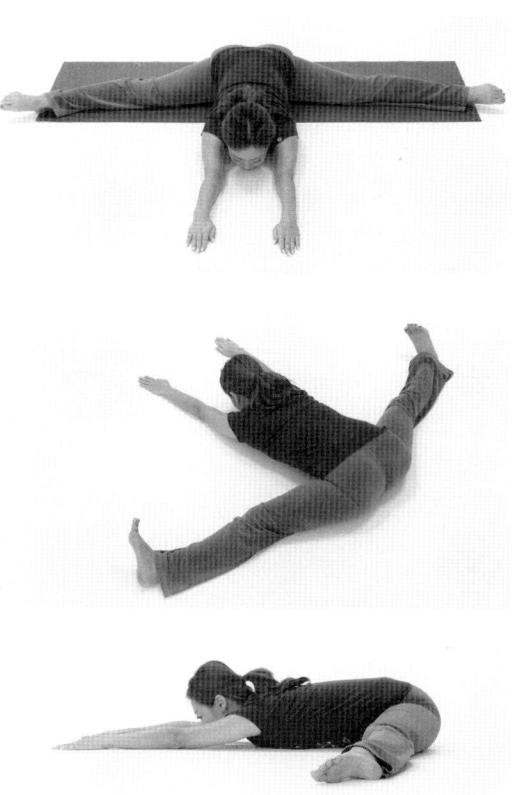

«Ohhh, wie schön! Man könnte meinen, Sie sind von einem anderen Stern!»

«Wie ein Vogel! Kaum zu glauben, dass sich ein Mensch so grazil bewegen kann!»

Die zwei Schüler stießen mit Seufzern vermischte Bewunderungsrufe aus. Eiko stand wieder auf: «Die Fähigkeit, einen Spagat zu machen, hat über die Schönheit der Bewegung hinaus noch andere Vorteile. Darüber haben Sie doch mit Herrn Hori auch schon gesprochen, nicht wahr?»

«Ja, ich habe den beiden schon eine kurze Einführung gegeben, aber bitte lassen Sie uns doch noch mehr hören.»

«Fangen wir mit der schlankmachenden Wirkung an: Wenn man die Dehnübungen zur Vorbereitung für den Spagat regelmäßig macht, wird der Grundmetabolismus angehoben und die Durchblutung gefördert. Es ist also auch eine Anti-Aging-Wirkung zu erwarten, wie man ja schön an Herrn Hori sehen kann.»

«Dass man dein Alter so schwer schätzen kann, Tetsuya, hat also mit dem Spagat zu tun», stellte Oba beeindruckt fest.

«Frau Umemoto, leiden Sie an kalten Händen und Füßen?», fragte Eiko.

«Ja, doch. Im Winter ist das ganz natürlich, aber hier in der Firma ist die Klimaanlage im Sommer so kühl eingestellt …, nicht wahr, Makoto?»

«Wenn die Durchblutung verbessert wird, leidet man nicht mehr so stark an kalten Händen und Füßen. Deshalb werden Sie wohl diesen Sommer keinen Streit mehr mit Herrn Oba über die Temperatureinstellung der Klimaanlage haben.»

«Und weil ich dabei auch noch abnehmen kann, wird es für mich auch in Ordnung sein, wenn die Temperatur etwas höher eingestellt ist», fügte Oba mit einem gequälten Lächeln hinzu.

Eiko fuhr mit ihren Erklärungen fort: «Dann wenden wir uns der Vorbeugung von Verletzungen zu. Niemand verletzt sich so selten beim Sport wie ein gelenkiger Mensch. Wenn die Knie- und Hüftgelenke steif sind, holt man sich leicht eine Muskelzerrung am Oberschenkel oder Ähnliches.»

«Ach, Makoto, hast du damit nicht auch so deine Probleme?», fragte Umemoto.

«Ja, das stimmt. Neulich habe ich mit meinem Sohn Fußball gespielt, und als ich so richtig loslegen wollte, fiel ich hin.»

«Je mehr Sie sich dem Spagat nähern, desto besser sind Sie vor solchen Unfällen geschützt. Aber Frau Umemoto, für Frauen bringt der Spagat vielleicht noch mehr Positives mit sich.»

«Wirklich?»

«Die verbesserte Durchblutung führt auch dazu, dass die Schwellungen an den Beinen zurückgehen und die Haut dort straffer wird. Dadurch, dass das Hüftgelenk in seine ursprüngliche Position zurückkehrt, können sogar X- und O-Beine etwas korrigiert werden. Und durch die gesteigerte Gelenkigkeit des Körpers lösen sich auch Verspannungen im ganzen Körper, und die Wirbelsäule steht richtig über dem Becken. Damit geraten der Oberkörper und die untere Körperhälfte wieder in Balance. Der ganze Körper kommt ins Gleichgewicht, und auch der Bauch wird straffer.»

«So viel Gutes steckt also im Spagat!» Nach diesem Ausruf der Überraschung fuhr Umemoto mit ruhiger Stimme fort: «Eiko, in der Tat habe ich O-Beine ...»

«In diesem Fall ist die Hockgrätsche eine sehr gute Übung. Ursprünglich diente sie vor allem zur Vorbeugung von Verletzungen, aber das ist auch der Grund, warum Sumoringer keine O-Beine haben.»

«Das stimmt allerdings, ich habe noch nie einen Sumoringer mit O-Beinen gesehen», pflichtete Makoto Oba ihr sofort bei.

«Wenn die Hüfte beweglich wird, werden auch die Schritte länger, was gut für Läufer ist. Und außerdem wird man sich dann nicht mehr hinreißen lassen, sich zu überanstrengen, Herr Oba.»

«Ich gebe es ja zu, ich hatte großes Glück, dass ich mich letzte Woche nicht verletzt habe.»

«Das ist euch beiden sicher eine Lehre, nicht wahr?», bemerkte Hori mit zufriedener Miene.

«Eiko, könnten Sie die beiden bitte davon überzeugen, dass wirklich jeder den Spagat lernen kann?»

«Ja, gerne! Am leichtesten ist nachzuvollziehen, dass alle Anwesenden eigentlich früher einmal ohne besondere Anstrengungen den Spagat gekonnt haben sollten. Das gilt natürlich auch für Sie, Herr Oba, und auch für Sie, Frau Umemoto.»

«Was? Ich mag Sport überhaupt nicht und kann mich gar nicht daran erinnern!», rief Umemoto entsetzt aus.

Dann fügte sie noch hinzu: «Tatsächlich? Nun gut, es heißt ja, dass die Gelenke aller Babys um 360 Grad drehbar sind. Babys haben doch einen sehr geschmeidigen Körper, nicht wahr?»

«So ist es. Unser Tsubasa ist auch sehr gelenkig und schläft auf dem Rücken mit ausgestreckten Beinen.»

Eiko nickte. «Etwa ab dem 4. Lebensjahr werden die Gelenke und die dazugehörige Muskulatur steifer. Das Hüftgelenk wird beim Gehen und Laufen zwar genug bewegt, aber die Beweglichkeit insgesamt wird immer stärker eingeschränkt. Besonders Menschen wie Sie, die aufgrund ihrer Arbeit über einen langen Zeitraum immer dieselbe Haltung einnehmen, neigen zu Unbeweglichkeit. Die ganze Zeit auf einem Stuhl zu sitzen, Auto zu fahren oder am Computer zu arbeiten – das begünstigt nicht nur Muskelverhärtungen, sondern führt auch zu Gelenkversteifungen. Das heißt, sobald ein Körper nicht mehr in Bewegung ist, beginnt das Verkrampfen. Und das gilt für jedes Gelenk.»

«Aber, Eiko, Menschen sind doch in ihrer Gelenkigkeit ganz unterschiedlich, oder?»

«Ja. Die Versteifung der Gelenke betrifft zwar alle Menschen, aber bei der Geschwindigkeit dieses Prozesses gibt es Unterschiede, und es gibt auch Leute, die gelenkig bleiben, obwohl sie keinen Sport treiben. Solche Menschen können mit nur wenigen Dehnübungen ganz einfach in den Spagat gehen. Aber das können auch ungelenkige Menschen lernen. Alle Menschen waren mal als Baby gelenkig, und auch ungelenkige Menschen können es – natürlich mit etwas mehr Übung – wieder werden.»

Dann wagte Makoto Oba endlich die Frage zu stellen, die ihn am meisten beschäftigte: «Ich kenne Herrn Hori schon seit vielen Jahren, aber ich habe den Eindruck, dass er sich insgesamt nun eindeutig graziler bewegt. Hat er das etwa bei Ihnen gelernt?»

«Herr Hori hat wirklich toll mitgearbeitet. Wenn ein Körper geschmeidig wird, ist es ganz natürlich, dass man sich damit auch anmutiger bewegt. Das Schreiten, das Bücken und Wiederaufstehen oder auch Etwas-Aufheben fallen einem dann leichter. Es werden zwar nicht viele Menschen aus diesem Grund den Spagat lernen wollen, aber es gibt so viele schöne Nebeneffekte.»

Hori sah auf die Uhr und gab den drei hastig ein Zeichen.

«Ich habe einen Tisch für 20 Uhr reservieren lassen. Reden wir dann dort weiter. Wir haben gerade noch Zeit für die Erklärung der Übung an der Wand.»

Eiko nickte.

Zur Erinnerung: Basisübungen für jeden Tag:

Die Handtuchübung   Die Hockgrätsche

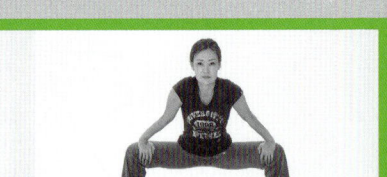

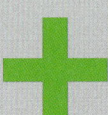

Dehnung an der Wand

Berühren Sie mit Ihrem Po die Wand, strecken Sie beide Beine der Decke entgegen, und spreizen Sie sie.

Lehnen Sie die Beine an die Wand, und spreizen Sie sie so weit wie möglich, ohne die Knie zu beugen, und halten Sie die Position federnd 1–2 Minuten.

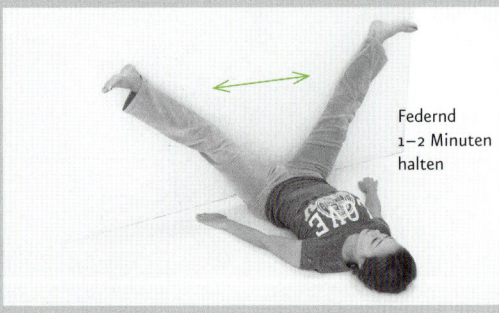

Federnd
1–2 Minuten
halten

So funktioniert es auch:

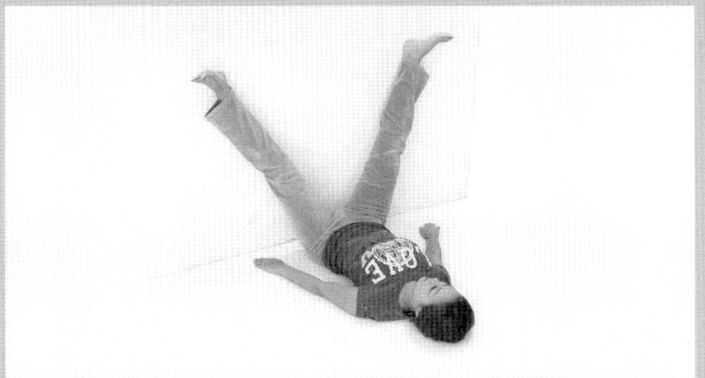

Die Belastung wird durch den Grad der Spreizung und der Entfernung des Pos zur Wand reguliert. Versuchen Sie einfach, die Beine so weit zu spreizen, wie es geht, ohne Schmerzen zu bereiten.

Zum Schluss versuchen wir einen Spagat und prüfen, wie weit wir kommen!

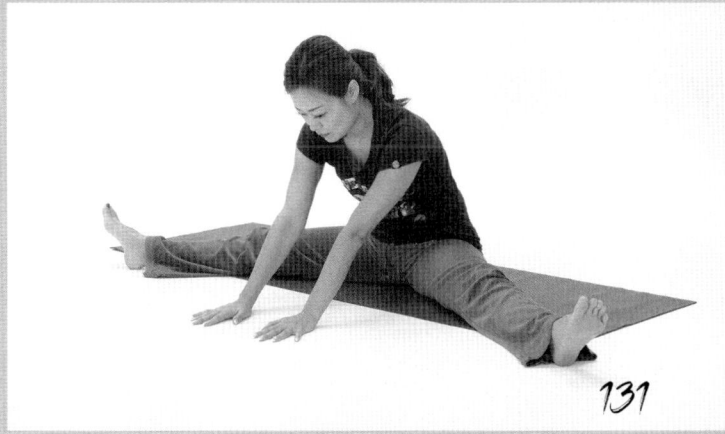

131

Die vier kamen im Restaurant in der Nähe der Firma an. Herr Hori war dort schon lange Stammgast, und auch Herr Oba kannte den Koch gut. Bei einem leckeren Essen und Reiswein drehte es sich im Gespräch weiterhin nur um den Spagat. Besonders Umemoto diskutierte eifrig mit.

«Eiko, ich habe immer Angst zu überdehnen. Was soll ich dagegen tun?»

«Es ist nicht gut, zu übertreiben. Ehrlich gesagt ist es mir auch schon passiert, dass ich mich vor lauter Übereifer bei den Yogaübungen verletzt habe. Das ist natürlich kontraproduktiv. Wir machen das doch alles, weil wir unsere Gesundheit fördern wollen, oder? Deshalb ist es wichtig, dass wir diese gesunde Angst haben. Sie ist ein Zeichen dafür, dass wir in der Dehnübung nicht weiter gehen sollen.»

«Aber wie findet man das richtige Maß heraus?»

«Zunächst einmal ist es wichtig, die Aufwärmübungen ordentlich zu machen. Bei dem vierwöchigen Programm sind die Handtuchübung und die Hockgrätsche übrigens auch als Aufwärmübungen zu verstehen.»

Oba lehnte sich nun auch interessiert nach vorne. Je mehr er über das Programm erfuhr, desto mehr Lust bekam er.

«Wenn die größtmögliche Dehnung bei 100 Prozent liegt, sollte man in der Regel bei 70 Prozent aufhören. Es sollte dann ein bisschen weh tun, aber noch gut auszuhalten sein, eine Art angenehmer Schmerz. Noch weiter zu dehnen ist nicht ratsam. Es ist doch besser zu vermeiden, dass einem plötzlich die Luft wegbleibt.»

«Eiko, Herr Hori hat uns erklärt, dass wir nicht mit geschlossenem Mund ausatmen sollen, sondern mit geöffnetem. Können Sie uns erklären, warum?»

«Wenn man das so macht, kann man die Hitze besser aus dem Körper lassen. Wenn Sie mit geschlossenem Mund ausatmen, dann ist die ausgeatmete Luft kalt, aber wenn Sie mit geöffnetem Mund ausatmen, ist sie warm, oder nicht? Probieren Sie es doch einmal aus!»

«Haaaaa», atmeten alle gleichzeitig aus.

«Tatsächlich! Wenn man im Winter die kalten Hände mit dem Atem wärmen möchte, bläst man sie ja auch nicht mit gespitzten Lippen an, sondern öffnet den Mund weit», stellte Umemoto fest.

«Genau!», fuhr Eiko fort. «Im Yoga nennt man diese Art auszuatmen die ‹Feuer-Atmung›. Sie erhöhen die Gelenkigkeit Ihres Körpers effektiv und ohne sich zu verletzen, wenn Sie dabei mit geöffnetem Mund ausatmen.»

«Gut! Also nicht ‹fffff›, sondern ‹haaaaa›, nicht ‹fffff›, sondern ‹haaaaa›!»

Die anderen drei amüsierten sich darüber, wie Umemoto ganz eifrig die richtige Atmung übte, und Hori schnitt nun ein anderes Thema an: «Noch eine Sache, Eiko, auch das Wippen und die regelmäßige Wiederholung der Übungen sind grundlegende Techniken, oder?»

«Genau, es ist gut, stets ein wenig zu wippen oder in kleinen Bewegungen die Übung zu wiederholen. Dadurch wird die Bewegung auf die ganze Sehne übertragen, und weil man sich auf eine angenehme Weise streckt, werden die Sehnen gelockert. Durch das Wippen besteht außerdem weniger die Gefahr des Überdehnens, sodass man sich dadurch auch vor Verletzungen schützt. Wenn man aus dem vierwöchigen Programm die beiden Basis-Dehnübungen, die Handtuchübung und die Hockgrätsche sowie die Innenschenkel-Dehnung aus der ersten Woche und die Übung an der Tür aus der vierten Woche wippend macht, sind sie besonders effektiv.»

Während sie sich das leckere Essen schmecken ließen, verging die Zeit wie im Flug. Oba brannte noch eine Frage auf der Zunge: «Eiko, wenn ich ehrlich bin, habe ich trotz allem meine Zweifel, es wirklich zu schaffen. Ich habe da irgendwelche tief sitzenden Ängste. Haben Sie dazu einen Rat?»

«Das kenne ich selbst nur zu gut, und ich verstehe, was Sie damit sagen wollen. Also … Ich habe schon viele Menschen dabei begleitet und weiß, dass der häufigste Grund für das Aufgeben ist, dass die Übungen dem Schüler lästig werden. Das heißt, es sind nicht die technischen Fragen, wie die Dehnübungen richtig gehen oder der Spagat an sich, sondern es ist immer eine Frage der Einstellung. Es gibt zum Beispiel unter meinen Schülern eine Dame, die mit 72 Jahren den Spagat schafft.»

«Wirklich?», fragten Oba und Umemoto aus einem Mund.

«Ja. Das heißt, es kommt zwar auch etwas auf die Person an, aber wenn sie nur einen Monat durchhalten, können es die meisten Menschen lernen, und wenn man bereit ist, mehr Zeit zu investieren, dann kann es im

Grunde jeder lernen. Das liegt überhaupt nicht daran, ob sie früher Turner waren oder Ballett gemacht haben. Wer bei den Dehnübungen nicht aufgibt, erreicht sein Ziel. Das garantiere ich Ihnen.»

Bei diesen Worten verstummten die beiden Zuhörer beeindruckt. Eiko sprach weiter:

«Meiner Ansicht nach geht es bei dieser Frage nicht nur um den Spagat allein. Es geht auch darum, ob man aus eigener Willenskraft zum Erfolg gelangt, ob man sein Leben aus eigener Kraft in die Hand nehmen kann.»

Hori nickte bekräftigend.

«Das heißt, es hilft auch, eine positive Lebenseinstellung zu entwickeln. Wenn man einen Spagat kann, kann man alles erreichen, selbst wenn es da keinen direkten Zusammenhang gibt. Dafür gibt es natürlich keine Beweise, aber Herr Hori hat es begriffen, nicht wahr?»

«Genau. Deshalb möchte ich auch, dass Sie selbst diese Erfahrung machen. Bitte unterstützen Sie mich auch weiterhin mit Rat und Tat, Eiko.»

Eiko gab zum Schluss noch einige Hinweise.

Wenn man sehr beschäftigt ist, sollte man trotzdem die Dehnübungen wenigstens eine Minute lang machen.

Wenn man wirklich gar keine Zeit hat, sollte man wenigstens die Hockgrätsche machen.

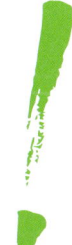

Auch wenn man an diesem Tag nicht weiterkommt, bleibt man so auf dem bisher erreichten Stand, denn man muss aufpassen, dass man nicht sofort wieder in die alte Routine zurückfällt.

Es ist zwar gut und schön, sich ein Ziel zu setzen und dann die Schritte dorthin einen nach dem anderen abzuhaken, aber im Laufe des Alltags wird es immer wieder Hindernisse geben. Deshalb ist es wichtig, sich eine Strategie zu überlegen, wie man seine Motivation aufrechterhalten kann.

Man sollte es nicht übertreiben, sondern eine bestimmte Geschwindigkeit einhalten. Diese Hinweise sind denjenigen für eine erfolgreiche Diät sehr ähnlich.

Eiko erklärte auch, dass der Ratschlag, Essig zu trinken, um einen geschmeidigen Körper zu erlangen, nicht mehr als ein modernes Märchen sei, für dessen Wirksamkeit es keinerlei Beweise gebe. Umemoto hatte zwar noch nie davon gehört, aber in der Generation von Hori und Oba wurde viel darüber gesprochen, dass die Zirkusartisten angeblich die Zähne zusammenbissen und Essig tränken, um fit zu bleiben.

Kurz vor dem Aufbruch sagte Eiko noch etwas besonders Interessantes: «Wenn ich in den Spagat gehe, fühle ich mich seltsamerweise immer ganz freudig erregt, es tut zwar weh, fühlt sich aber trotzdem gut an, als ob man sich entspannt und kurz vor dem Einschlafen ist. Als ob das Gehirn vor lauter Glück und Zufriedenheit noch einmal Endorphine ausschüttet. Das fühlt sich wunderbar an.»

«Wirklich?» Die beiden blickten ungläubig drein.

«Ich nenne diesen Zustand der Einfachheit halber ‹Spagat-High›. Ich glaube, dass es beim Spagat auch so etwas wie das ‹Runners-High› oder das ‹Climbers-High› gibt. Deshalb mache ich immer, wenn ich irgendein Problem habe, als Allererstes einen Spagat.»

«Ja, ich bekomme dadurch einen klaren Kopf, und es fallen mir oft gute Ideen ein!» Es schien, als ob Hori diese Erfahrung kannte. «Die Dehnübungen und der Spagat sind nicht einfach nur harte Arbeit. Bitte haltet einfach noch drei Wochen durch!» Hori nickte den beiden Anfängern aufmunternd zu.

Er stand auf und ging zum Tresen, um die Rechnung zu begleichen. Eiko und seine Mitarbeiter standen ebenfalls auf und warteten an der Tür auf ihn.

«Vielen Dank für die Einladung!», sagten Oba und Umemoto wie aus einem Mund. «Gute Nacht und gute Heimreise, Eiko!»

Szene 7: Weitermachen fällt schwer

«Jetzt haben wir ein Problem, Ai. Um ein Haar hätten wir uns ganz schön blamiert. So ein einfacher Fehler sieht Ihnen gar nicht ähnlich.»

Umemoto, die von ihrem direkten Vorgesetzten gerade so richtig runtergeputzt worden war, saß ganz in sich zusammengesunken auf ihrem Stuhl. Sie, die alles darum gab, bloß keine Fehler zu machen, war es nicht gewohnt, ausgeschimpft zu werden.

Umemoto und Oba gehörten derselben Abteilung an, hatten aber verschiedene Aufgabenbereiche. Unter der Führung eines anderen Vorgesetzten sollte sie nun die Neukunden analysieren und die Angebotsdokumente erstellen, und leider – wohl auch, weil es um eine Recherche in einem für sie neuen Gebiet ging – brauchte sie für die Analyse und Verifikation länger. Deshalb gab es plötzlich bei den Bestandskunden ab und zu Probleme, da sie dafür jetzt weniger Zeit hatte und ihre Ausarbeitungen immer schlampiger wurden.

Und nicht nur das! Weil sie nicht aufgepasst hatte, waren die auf der Zeichnung korrekt eingetragenen Daten beim Abschreiben um eine Kommastelle verschoben worden, was zu einer völlig absurden Schlussfolgerung und einem ebenso sinnlosen Angebot geführt hatte. Zum Glück hatte der Abteilungsleiter das Angebot noch einmal überprüft, bevor es verschickt wurde.

Sie wusste genau, warum ihr der Fehler unterlaufen war: Egal, wie viel Stress sie bei der Arbeit hatte, sie hatte alles in ihrer Macht getan, um die Dehnübungen für den Spagat täglich und ohne Ausnahme durchzuführen.

Sie wollte unter keinen Umständen jetzt das Handtuch werfen. Sie hielt sich strikt an Eikos Ratschläge, und selbst wenn sie unendlich müde war, übte sie wenigstens noch die Hockgrätsche. Aber, da so vieles für sie neu war, beging sie momentan Fehler, die sie sich selbst nicht verzeihen konnte. Ihr Selbstvertrauen war bis in den Keller abgestürzt.

Oba war wegen der Umstrukturierung mit Kundenbesuchen im und außer Haus schwer beschäftigt und musste immer häufiger an Geschäftsessen teilnehmen. Er hatte noch nie viel Alkohol vertragen, aber nun musste er aufgrund seiner neuen Position lernen, mitzuhalten. Auch deshalb hing er mit der Erledigung seiner Schreibtischarbeit hinterher. Selbst an den Tagen, an denen er normalerweise früh hätte Feierabend machen können, musste er länger in der Firma bleiben.

Am Freitag, nachdem er gerade noch den letzten Zug nach Hause erwischt hatte, gab es einen Personenunfall, und seine Heimkehr verzögerte sich so sehr, dass er an diesem Abend ganz und gar vergaß, vor dem Zubettgehen die Dehnübungen zu machen. Kurz vor dem Einschlafen versuchte er, sich zu beruhigen: «Nur heute will ich die Übungen einmal auslassen!» Doch eigentlich wollte er Hori nacheifern. Im Beruflichen wie auch im Privaten wollte er die Dinge besser in den Griff bekommen. Seine Frau und Tsubasa würden staunen. Er würde wieder aktiv Hallenfußball spielen und auch mit Tsubasa gemeinsam beim Fußballspielen wieder mehr Spaß haben.

Seine Ungeduld schadete ihm dabei allerdings. Gestern, als er spät in der Nacht bei der Wandübung gemerkt hatte, wie viel leichter er nun schon die Beine auseinanderbringen konnte als noch am vergangenen Montag, war er unversehens bis zum Anschlag gegangen. Er hatte vorgehabt, die Stellung mit Unterstützung der Wand bei 70 Prozent zu halten, doch durch Unachtsamkeit, nachlassende Muskelkraft und einsetzende Schwerkraft hatte er die 100 Prozent erreicht.

«Aua!» Er schrie vor Schmerzen so laut auf, dass er dabei seine bereits schlafende Frau erschreckte.

Hori hatte eine WhatsApp-Gruppe eingerichtet, mittels deren Oba und Umemoto sich direkt von Eiko in Osaka Rat holen konnten. An diesem Samstag gab Eiko erst einmal Umemoto den folgenden Ratschlag:

«Frau Umemoto, Sie hatten sicher eine anstrengende Arbeitswoche. Jeden Tag Dehnübungen zu machen soll allerdings nicht heißen, dass man sich dabei übernimmt. Sollte dies der Fall sein, könnte es sein, dass sowohl die Arbeit als auch das Privatleben beeinträchtigt werden und man schließlich auch nicht bis zum Spagat durchhalten kann. Das ist ebenso sinnlos, als wolle man unbedingt eine Diät machen, dann aber so wenig isst und trinkt, dass man nicht zur Arbeit gehen kann. Jeden Tag dranzubleiben bedeutet auch, sich selbst so zu managen, dass man eine Balance findet.»

Oba schickte sie die folgende Nachricht:

«Herr Oba, vielen Dank für Ihren Einsatz. Wie geht es Ihnen? Idealerweise macht man zwar die Dehnübungen nach dem heißen Bad und vor dem Schlafengehen, aber wenn plötzlich ein Termin dazwischenkommt oder es wegen Alkoholkonsums bei Geschäftsessen unmöglich wird, ist es besser, erst einmal zu schlafen, und dann können Sie die Dehnübungen auch am nächsten Morgen machen. Es ist überhaupt nicht nötig, so verbissen zu üben, dass man sich dabei verletzt. Und jetzt habe ich noch einen Rat für Sie, wenn Sie sich einmal dabei weh tun sollten: Wenn es sich nicht gerade um eine ernsthafte Verletzung handelt, ist es kontraproduktiv, mit den Übungen aufzuhören, nur weil es weh tut. Da es auch vollkommen ausreichend ist, die Übungen nur bis zu 60 Prozent zu machen, versuchen Sie es doch bitte weiterhin jeden Tag. Da die Durchblutung gefördert wird, sollten Verletzungen viel schneller heilen. Wenn Sie komplett aufhören, verzögert das sogar eher den Heilungsprozess. Aber natürlich ist in jedem Fall Überanstrengung zu vermeiden.»

Auch Hori ermunterte die beiden, nicht aufzugeben: «Halten Sie bitte durch! Es tut mir leid, dass ich selbst nicht so viel Zeit habe, Sie dabei noch mehr zu unterstützen. Aber am Montagabend hat unser Treffen höchste Priorität in meinem Kalender. Dann unterhalten wir uns auf jeden Fall noch einmal.»

Und Eiko bot ihm weitere Schützenhilfe: «Ich erinnere mich noch daran, wie es war, als Herr Hori den Spagat gelernt hat. Er übte sowohl zu Hause als auch in der Yogaschule immer mit einem besonderen Hintergedanken im Kopf, und er war wirklich sehr in die Arbeit eingespannt, manchmal so sehr, dass er nicht zur Yogastunde kommen konnte. Trotzdem kam er immer wieder in den Unterricht zurück. Er machte auf mich den Eindruck eines positiv eingestellten Menschen, der sich immer auf der Basis des aktuellen Standes fragte, wie man noch bessere Ergebnisse erzielen könne. Die anderen Schülerinnen und ich haben ihn sehr bewundert und ihm geholfen, so gut es möglich war.»

Sie erzählte von Horis Zeit in Osaka, von der die beiden nichts wussten.

«Er war ein Vorbild für uns alle. Als er dann wieder nach Tokio zurückkehrte, haben wir uns alle mit Hochrufen am Shin-Osaka-Bahnhof von ihm verabschiedet!»

«Stimmt das wirklich, Herr Hori? Das ist aber toll! Da haben die Umstehenden Sie sicher für einen talentierten Künstler gehalten, nicht wahr?»

Auch Oba ging es inzwischen schon wieder so gut, dass er spöttische Zwischenbemerkungen machen konnte. Mit einem tiefen Gefühl der Dankbarkeit gab Hori an die beiden zurück:

«Das war toll! Ich weidete mich an dem Gefühl, ein Star geworden zu sein! Auch Sie können Stars werden!»

Szene 8: Was kann schon einer schaffen, der keinen Spagat kann?

Wieder einmal war es Montagabend geworden. Oba und Umemoto hatten es irgendwie geschafft, die Übung an der Wand zu überleben, und führten Hori die Rumpfbeuge und den Spagat vor. Sie hatten auch die besorgte Eiko online dazugeschaltet, damit sie zuschauen konnte.

«Wie geht es Ihnen, Herr Oba? Tun Ihnen die Beine noch weh? Machen Sie nur langsam, und übernehmen Sie sich nicht.»

Oba hatte, wie ihm Frau Eiko geraten hatte, auch am Samstag vorsichtig wieder die Dehnübungen gemacht. Die Schmerzen hielten sich inzwischen in Grenzen.

Hori hatte den starken Eindruck, dass sowohl Umemoto als auch Oba sich ziemlich schnell dem Ziel näherten. Er ließ sich die Videos zeigen, die die beiden gemacht hatten, und als er die Ergebnisse an dem Abend überprüfte, stellte er zufrieden fest, dass sie in den letzten beiden Wochen riesige Fortschritte gemacht hatten. Im Video von Oba war deutlich zu sehen, dass er jetzt nicht mehr schummelte, während sein ihn kritisch beobachtender Sohn das Video aufnahm.

«Gut. Ihr habt trotz der Schwierigkeiten auf beruflicher und körperlicher Ebene durchgehalten. Da ihr jetzt mit eigenen Augen die Ergebnisse sehen könnt, bin auch ich sehr glücklich!»

Hori spornte sie weiterhin an: «Das wird toll! Die dritte Woche macht mehr Spaß als die zweite und die vierte dann noch mehr als die dritte, und schließlich wird es euch wirklich leichtfallen. Wenn man erst einmal dieses Stadium erreicht, dann ist es auch nicht mehr weit bis zum Spagat. Bitte haltet noch ein bisschen durch.»

Auch Eiko stimmte aus Osaka in die Anfeuerungsrufe mit ein.

Dann erklärte Hori die Übung für die 3. Woche:

Zur Erinnerung:

Die Handtuchübung   Die Hockgrätsche

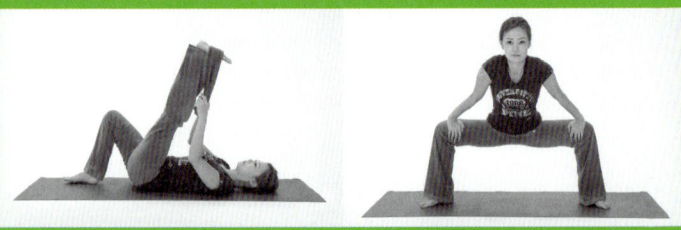

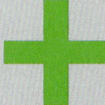

Woche 3: Dehnung auf dem Stuhl:

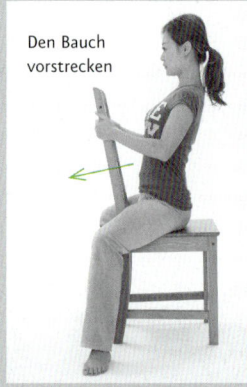

Den Bauch
vorstrecken

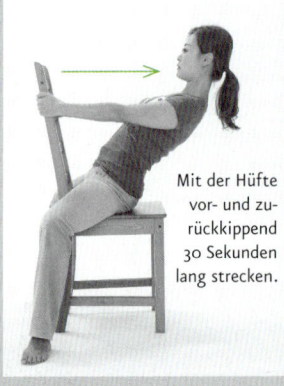

Mit der Hüfte
vor- und zu-
rückkippend
30 Sekunden
lang strecken.

Setzen Sie sich rittlings auf einen Stuhl, halten Sie sich mit beiden Händen an der Lehne fest, und strecken Sie den Bauch nach vorne, so als ob Sie mit ihm die Lehne berühren wollten.

Dann lehnen Sie sich zurück und dehnen das Hüftgelenk, indem Sie sich mit den Händen an der Stuhllehne festhalten und die Hüfte vor- und zurückkippen.

146

Zum Schluss versuchen wir einen Spagat und prüfen, wie weit
wir kommen!!

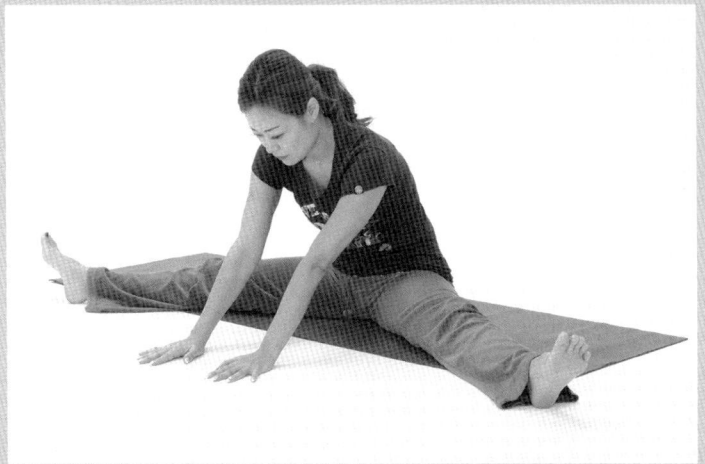

Eiko war mit der Art und Weise, wie Hori seine beiden Schüler anleitete, sehr zufrieden.

«Herr Hori, das ist ja wunderbar! Da kann ich Sie ja gleich zum Trainer ernennen!»

«Aber nicht doch! Da habe ich mich im Beisein der Meisterin doch ein bisschen zu weit vorgewagt. Wenn ich andere anleite, erinnere ich mich an meine eigenen Erfahrungen von vor zwei Jahren. Dank Ihrer Hilfe hat meine Zeit in Osaka große Früchte getragen. Noch dazu hat unsere Firma dadurch großen Nutzen gehabt, wir sind Ihnen hier also zu großem Dank verpflichtet!»

Eiko bedankte sich aus vollem Herzen und beendete dann die Übertragung.

Obas Augen leuchteten: «Für dich bedeutet der Spagat nicht nur einfach die Überwindung eines persönlichen Komplexes, sondern hat eine noch viel tiefere Bedeutung, Tetsuya. Irgendwie habe ich das Gefühl, dass ich es jetzt endlich auch kapiert habe!»

«Das ist wohl tatsächlich so. Es mag zwar etwas übertrieben klingen, aber der große Erfolg, der Ihnen in der ganzen Firma nachgesagt wird, hängt auch mit Ihrem Erfolg beim Spagatlernen zusammen, nicht wahr?», analysierte Umemoto.

Hori begann langsam zu sprechen: «Als ich drohte, unter dem enormen Druck zusammenzubrechen, erkannte ich, wie wichtig es ist, Neues anzunehmen, und bekam große Lust, etwas zu erlernen, was ich noch nicht konnte, und dieses Neue richtig an mich heranzulassen. Die Gelegenheit bot sich mir, als ich zufällig auf den Spagat stieß.»

Die beiden wunderten sich ein wenig über Horis ernsten Gesichtsausdruck.

«Man kann das nicht unbedingt direkt dem Spagat zuschreiben. Aber, ganz so, wie ihr das inzwischen selbst erlebt habt, sind die Menschen sehr erstaunt, wenn sie jemanden einen Spagat machen sehen. Dieses Leuchten, dieses Gefühl des Respekts – wenn ich das auf meine Art und Weise interpretieren darf –, scheint mir der Tatsache zu gelten, dass dieser Mensch Herausforderungen annimmt, etwas wagt, was er noch nicht beherrscht.»

«Und warum hast du nach deinem Erfolg nicht einfach wieder mit dem Spagat aufgehört?», fragte Makoto Oba.

«Ich wollte unabhängig von der Tatsache, dass mich die Firma ohne meine Familie nach Osaka geschickt hat und große Erwartungen in mich gesetzt wurden, die mich sehr verunsichert haben, selbst herausfinden, wie ich weitermachen wollte. Unabhängig von den Menschen in der Filiale, meiner Umwelt oder der Wirtschaft habe ich mit dem Spagat begonnen. Und unabhängig von meinem beruflichen Erfolg möchte ich deshalb auch weitermachen.»

Die beiden nahmen einen tiefen Atemzug.

«Aber mir wird es auch nichts ausmachen, wenn ihr wieder damit aufhören solltet. Es ist zwar selbstverständlich, aber ich möchte trotzdem betonen, dass deswegen eure Beurteilung nicht schlechter ausfallen wird. Wenn ihr mich vorletzte Woche nicht zufällig im Konferenzraum gesehen hättet, hätte sich das sowieso niemals so entwickelt.»

Das stimmte.

Hori fuhr fort:

«Jetzt gerade seid ihr voller Eifer dabei und investiert eure ganze Kraft, fühlt euch aber so, als würdet ihr feststecken. Das verstehe ich nur zu gut. Und das ist nicht unbedingt etwas Negatives. Wenn man den Spagat erlernt, dann ist das nun mal so. Das Ziel ist der Spagat. Das Ziel ist die Arbeit. Das Ziel ist das Leben. So ist das Leben eben.»

Und nach einer kurzen Pause sagte Hori mit Nachdruck: «Was kann schon ein Mensch erreichen, der keinen Spagat kann?»

Szene 9: Eikos Weg

Die beiden machten sich erneut an die Dehnübungen. Alle Zweifel waren nun ausgeräumt. Und – wie Eiko es gesagt hatte – sie begannen allmählich Spaß zu haben. Auch die Übungen fielen immer leichter.

Bei der Paarübung half Obas Frau ihrem Mann, indem sie sanft an seinen Armen zog. Auch Tsubasa schaute sich die Übungen von seinem Vater ab und versuchte, es ihm nachzutun, aber es fehlte ihm noch ein wenig an Kraft. Die Aufregung des Sohnes spornte den Vater jedoch noch mehr an.

Umemoto hatte es sich zur Gewohnheit gemacht, alle Wartezeiten so weit es möglich war für Dehnübungen zu nutzen. Der Job am Computer brachte Verspannungen im ganzen Körper mit sich, die manchmal auch gute Ideen verhinderten. In solchen Momenten benutzte sie einen freien Stuhl im Büro oder in einem leeren Konferenzraum, und sei es nur für eine Minute. Danach hob sich seltsamerweise meist ihre Laune. Und sie kam hinterher viel besser mit der Arbeit voran.

Als die beiden am Freitagabend wie gewohnt über WhatsApp Zwischenbericht erstatteten, erreichte sie von Eiko folgende Nachricht: «Morgen Nachmittag komme ich für eine Unterrichtsstunde nach Tokio. Wenn Sie Lust haben, würde ich Sie gerne vorher treffen.»

Sie verabredeten sich auf eine Tasse Tee in einem Hotel in der Nähe des Hauptbahnhofs. Hori hatte einen Termin, sodass er leider nicht dabei sein konnte.

Eiko, die einen Trolley mit ihren Unterrichtsutensilien hinter sich herzog, erkundigte sich zunächst nach dem neuesten Stand sowie den Veränderungen in ihrem Befinden und freute sich sehr über die Fortschritte.

«Eigentlich habe ich versprochen, es Ihnen nicht zu sagen, aber ich bin heute auf Wunsch von Herrn Hori hier. Er bat mich darum, dass ich auch Ihnen das erzähle, was ich ihm vor zwei Jahren erzählt habe. Er will sich wirklich um seine Mitarbeiter kümmern. Ein feiner Mensch, der Herr Hori!»

Erstaunt blickten die beiden sich an.

Vor zwei Jahren hatte Eiko Herrn Hori erzählt, warum sie das Video aufgenommen und bei YouTube eingestellt hatte. Eiko war ursprünglich Aerobic-Trainerin gewesen. Trotzdem war sie noch viel ungelenkiger als die meisten anderen um sie herum, und so etwas wie einen Spagat konnte sie beim besten Willen nicht.

Bei Aerobic braucht man ja auch keinen Spagat. Trotzdem ist es besser, einen gelenkigen Körper zu haben, und die besten Trainerinnen können schließlich doch fast alle auch einen Spagat. Bei den Aerobic-Wettbewerben machen sie High-Kicks und Sprünge, bei denen sie die Beine entweder nach vorne und hinten oder zu beiden Seiten spreizen. Es sind Muskelkraft, Ausdauer und Geschmeidigkeit gefragt. Eiko konnte damals hier mit ihren Fähigkeiten überhaupt nicht punkten.

Sie beschloss also, ihren eigenen Weg zu gehen. Sie hielt es für nützlicher, sich damit zu beschäftigen, wie sie Schüler geschickt anleiten konnte, wie sie eine motivierende Atmosphäre schaffen konnte, um dann kontinuierlich kleine Erfolge zu erzielen, anstatt als Sportlerin an der Spitze mitzumischen. Deshalb störte es sie lange auch nicht, dass sie selbst nicht besonders gelenkig war. Ihr Problem war vielmehr, dass sie sich nicht so recht traute, vor anderen den Mund aufzumachen.

Nachdem sie ein Kind bekommen hatte, bemerkte sie, dass Aerobic aus der Mode gekommen war und nun alle lieber Yoga lernen wollten. Auch Eiko wechselte zu Yoga. Damals war diese Sportart richtig in, vor allem das Power-Yoga – etwas ganz anderes als das, was Eiko heute unterrichtet. Sie widmete sich mit aller Kraft den Übungen, verlor aber schnell jede Begeisterung und war kurz davor aufzugeben. Einmal hatte sie sogar aufgegeben und sich eine ganz andere Stelle gesucht. Aber auch dort hielt sie nicht durch. Sie spürte, dass es nicht das Richtige für sie war.

Deshalb begann sie wieder mit Yoga. Stück für Stück machte sie Fortschritte und durfte sich dann auch irgendwann Lehrerin nennen. Allerdings übernahm sie sich rasch, verletzte sich und erlitt einen Rückschlag, der sie in eine schwere emotionale Phase stürzte. Sie ging zur Akupunktur und zur Massage, biss die Zähne zusammen und machte weiter, aber plötzlich wurde ihr klar, dass das kontraproduktiv war. Obwohl alle zum Yoga gingen, um gesund zu bleiben und Spaß zu haben, war sie als Lehrerin selbst krank und unglücklich. Was sollte sie bloß tun?

Damals kam ihr zum ersten Mal die Idee, dass ungelenke Menschen Dehnübungen brauchten, die sie nicht überforderten und trotzdem sehr effektiv waren. So etwas hatte sie bislang von niemandem gelernt, und sie hatte diese Idee auch nirgendwo kopiert. Es sollten

Übungen sein, die den Spaß ins Leben zurückholten, den Tatendrang neu entfachten, dem Übenden Mut machten und schließlich zur Freude und Überraschung führten, sodass man am Ende sogar den Spagat beherrschte.

Schließlich drehte sie ein Video, lud es ins Internet hoch, und innerhalb kurzer Zeit verbreitete es sich über die sozialen Netzwerke. Wäre sie von Anfang an mit einem gelenkigen Körper gesegnet gewesen, wäre so etwas sicher niemals passiert. Im Gegenteil: Gerade weil sie ungelenk war, hatte sie ihre ureigene Methode zum Erlernen des Spagats entwickelt.

Sowohl Oba als auch Umemoto waren von Eikos Bericht tief berührt.

«Sie hatten also auch ein schwerwiegendes Problem. Ich kann das alles sehr gut nachvollziehen», meinte Umemoto.

«Dasselbe sagte mir Herr Hori auch vor zwei Jahren. ‹Egal, wie man es dreht und wendet, es geht nur darum, seiner Leidenschaft trotz aller Herausforderungen nachzugehen›, das waren seine Worte.»

Obas Herz war ganz erfüllt von Dankbarkeit für Horis Bemühungen, Eikos Fürsorglichkeit und dass ihm hier diese Gelegenheit gegeben worden war. Genau, am Ende liegt es immer an einem selbst, wie weit man kommt.

«Eigentlich kann ich als Lehrerin ziemlich wenig für die Schüler tun. Egal, wie sehr ich sie ermuntere, egal, wie simpel ich das Trainingsprogramm gestalte, letztendlich gibt es dann nur die Menschen, die es durchziehen, und die, die es nicht tun.»

Umemoto nickte mehrmals.

«Frau Umemoto, ich habe keine Ahnung von der Art von Arbeit, die Sie hier alle leisten, aber ich kann Ihnen vielleicht dabei helfen, durch die körperliche Betätigung ein Gefühl dafür zu bekommen, was Sie alles könnten, wenn Sie es nur mal wagen würden. Denn das nötige Wissen steckt bereits in Ihnen. Die Arbeit, der Spagat, Yoga oder eine Diät – in Wirklichkeit ist das alles dasselbe!»

Eikos Worte berührten Umemoto sehr, und in diesem Moment hörte sie einen riesigen Stein von ihrem Herzen fallen, unter dem sie schon so viele Jahre gelitten hatte. Der Spagat und die Dehnübungen waren nicht einfach nur ein Spagat oder Dehnübungen. Es ging hier um eine Bewusstwerdung. Es handelt sich dabei auch nicht um eine Anweisung von irgendjemandem und auch nicht um einen Befehl. Man setzt sich selbst ein Ziel und schreitet auf eigenen Wunsch hin auf einem Weg voran, an den man selbst glaubt. Und genau das ist es: nicht das Leben eines anderen Menschen zu leben, sondern das eigene.

Die beiden verstanden nun, was Hori im Sinn gehabt hatte. Und sie schworen Eiko mit einem strahlenden Gesicht, dass sie auf jeden Fall dranbleiben würden.

Szene 10: Finde deinen eigenen Weg und beschreite ihn!

Wieder einmal war es Montagabend. Oba und Umemoto hatten diesen Moment ähnlich herbeigesehnt wie damals in der Schulzeit die großen Ferien.

«Also ... jetzt fehlt nur noch eins!»

«Hori hatte einen zufriedenen Gesichtsausdruck. Mit keinem Wort wurde erwähnt, dass die beiden wussten, dass Eiko auf sein Bitten extra gekommen war. Das war das Geringste, was sie tun konnten, um ihm ihren Dank auszudrücken.

«Und – wie lief das Gespräch mit Eiko? Für mich ist sie wirklich ein Vorbild. Es hat mich bewegt, welchen Hintergrund dieses Video hat, das mich dann ja auch dazu bewegte, bei ihr Stunden zu nehmen. Sie hat uns alle positiv beeinflusst. Eine Idee, die vorher noch niemand gehabt hatte, trägt erst dadurch Früchte, dass sie sich selbst ihren Weg bahnt, und ist nicht auf Befehl anderer zu aktivieren. Das war es, was ich sagen wollte.»

Die beiden strahlten.

«So, und nun beginnt endlich die vierte Woche!»

Zur Erinnerung:

Die Handtuchübung   Die Hockgrätsche

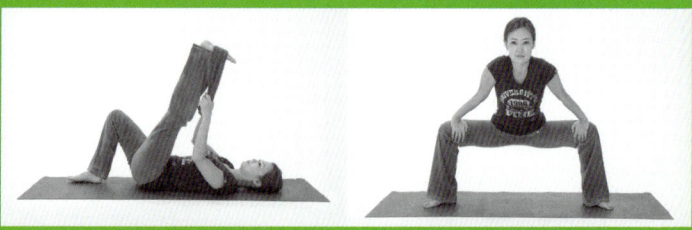

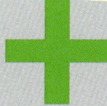

Woche 4: Dehnung an der Tür

Suchen Sie sich eine Tür, die sich weg von Ihnen öffnen lässt, und setzen Sie sich mit gegrätschten Beinen mittig vor den offenen Türrahmen.

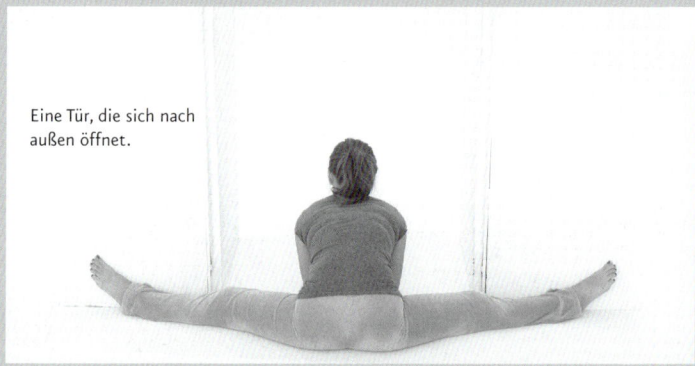

Eine Tür, die sich nach außen öffnet.

Stützen Sie beide Beine mit den Wänden, neigen Sie den Oberkörper nach vorne, legen Sie beide Arme auf den Boden, und halten Sie mit dem Körper leicht schaukelnd diese Position für 30 Sekunden.

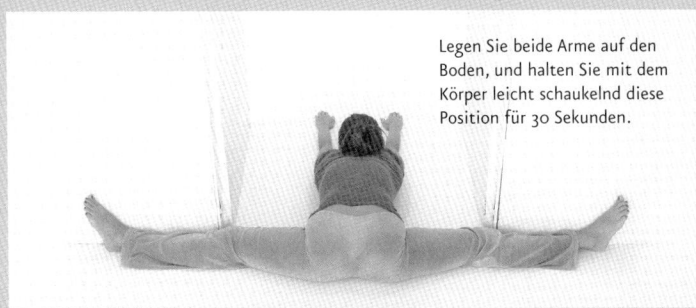

Legen Sie beide Arme auf den Boden, und halten Sie mit dem Körper leicht schaukelnd diese Position für 30 Sekunden.

Haben Sie keine Tür zur Verfügung? Machen Sie alternativ die Frosch-Übung: Stellen Sie sich so breit wie möglich hin, drehen Sie die Füße nach außen, legen Sie die Hände auf den Boden, und stützen Sie Ihren nach vorne geneigten Oberkörper, wenn Sie nach vorne zu kippen drohen. Halten Sie diese Position 30 Sekunden lang. Wenn Sie mit den Händen nicht auf den Boden kommen, ist es auch möglich, die Ellenbogen auf die Oberschenkel zu legen und so den Oberkörper zu stützen.

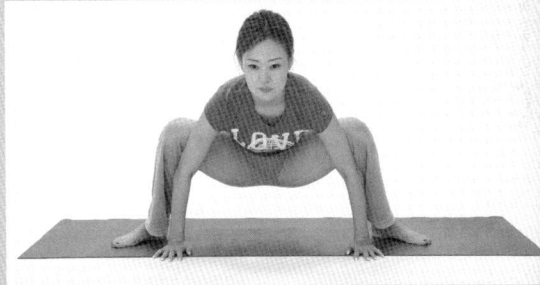

159

Zum Schluss versuchen wir einen Spagat und prüfen, wie weit wir kommen!

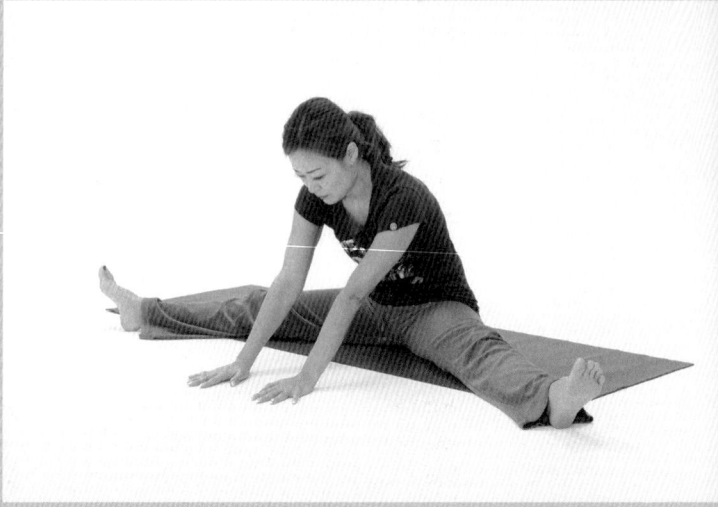

Als Erstes probierte Umemoto die Froschübung aus. Sie tastete sich ganz vorsichtig voran, aber schließlich konnte sie ohne Probleme die Hände auf den Boden legen. Dann öffneten die drei die Tür des Konferenzraums und vergewisserten sich, dass sich niemand im Gang davor befand. Daraufhin machten sie die Übung an der Tür. Zuerst war Makoto Oba an der Reihe. Er brachte die Beine schon ziemlich weit auseinander und konnte sich viel weiter nach vorn beugen, als er sich je erträumt hatte.

«Gut, Makoto. Ich drücke jetzt noch ein bisschen von hinten an deinem Rücken.»

Oba spürte den Druck kaum. Er war wirklich kurz davor, einen Spagat hinzubekommen.

Als dann Umemoto an der Reihe war, hörten sie plötzlich viele Stimmen auf dem Gang. Da kamen Leute!

«Oh, Mist! Versteckt euch!» Hori scheuchte die beiden in ihren Trainingsanzügen in den Konferenzraum und schlug die Tür zu. Um ein Haar wären sie entdeckt worden. «Puh! Das wäre beinahe ins Auge gegangen!»

«Ach, das wäre gar nicht so schlimm gewesen, Herr Hori. Zumindest, solange auch Sie sich mitverantworten müssen, haben wir nichts zu befürchten.»

«Ja, das ist wahr! Aber irgendwie fühlte es sich gerade so an, als wären wir wie damals als Schüler nach Schulschluss nicht brav nach Hause gegangen.»

«Hier gibt es doch gar nichts zu vertuschen. Wir können doch stolz darauf sein! Aber wir sind eben hier in einer Firma, deshalb sollten wir vielleicht nicht im Trainingsanzug herumlaufen, sondern in Anzügen.»

Alle brachen in schallendes Gelächter aus.

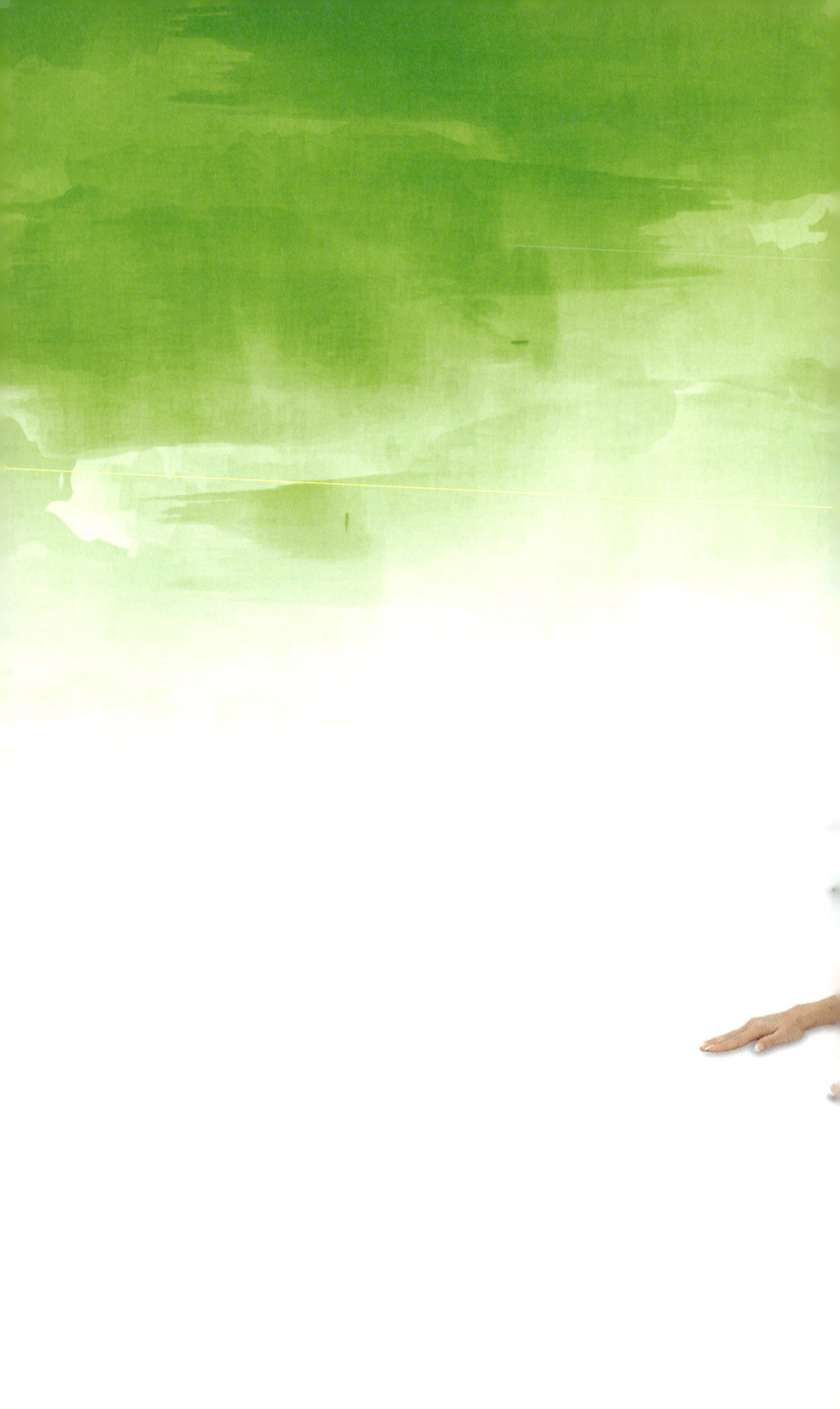

Epilog
Und plötzlich war
es so weit ...

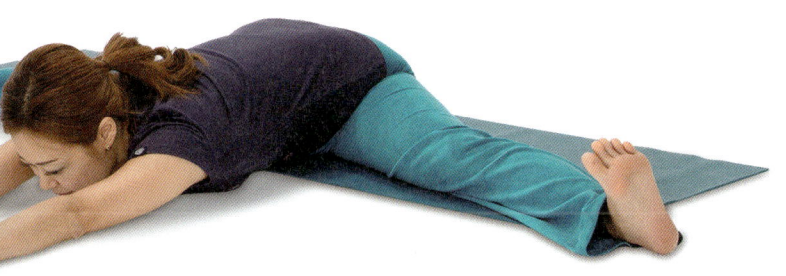

Der Tag kam wirklich. Am Donnerstag testete Oba, ob er das Ziel erreicht hatte. Nachdem er einen tiefen Atemzug genommen hatte, so als wolle er erst seinen Körper um Erlaubnis bitten, spreizte er die Beine weit auseinander, streckte die Unterarme aus und atmete durch den offenen Mund aus, während er langsam den Oberkörper nach vorne neigte.

Noch zehn Zentimeter, noch fünf …

Er verspürte keine Schmerzen. Und dann gelang es ihm tatsächlich, beide Unterarme auf dem Boden abzulegen. Spagat geschafft!

«Du hast es geschafft!» Seine Frau bekam vor Staunen ganz große Augen.

Einen solchen Begeisterungsschrei hatte sie wohl seit dem Tag in ihrer Studienzeit, als er ihr seine Liebe gestanden hatte, nicht mehr von sich gegeben. In leicht romantischer Stimmung stützte Oba sein Kinn in die Hände und fühlte sich leicht verlegen.

«Toll, Papa!»

Tsubasa, der eigentlich schon im Bett hätte sein sollen, kam schnell angelaufen. Da er sich vor seinem Sohn nicht blamieren wollte, hatte Oba mit dem Versuch gewartet, bis er im Bett war. So fühlte es sich also an, wenn man mit der Unterstützung durch die Familie, die Vorgesetzten und Kollegen etwas erreichte. Die Freude war unvorstellbar groß. Er wollte seinen Erfolg so bald wie möglich Hori zeigen, aber dann fragte er sich, wie es wohl Umemoto ergangen war.

Auch ihr war spät in derselben Nacht der Spagat gelungen. Vor Freude war ihr Blut richtig in Wallung geraten. Ganz allein in ihrem Zimmer, brach der Freudenschrei aus ihr heraus: «Wow!»

Im Übrigen schien es ihr, als ob sie in letzter Zeit nicht nur äußerlich, sondern auch im Herzen glücklicher geworden war. Das spürte sie jetzt deutlich.

Am Abend zuvor hatte sie einen Anruf von ihrer Mutter erhalten und sich seit langem wieder einmal ausführlicher mit ihr unterhalten. Natürlich wusste die Mutter nichts davon, dass ihre Tochter täglich den Spagat übte. Und auch, als das Gespräch – wie immer – auf das Heiraten kam, blieb Umemoto seltsamerweise fröhlich und reagierte auf die Anspielungen ihrer Mutter mit freundlicher Stimme, was sie selbst sehr erstaunte.

Wenn es um die Liebe geht, brauche ich mich nicht unter Druck zu setzen, wenn ich das Gefühl habe, es sei noch nicht der richtige Moment. Und wenn ich irgendwann heiraten will, dann werde ich schon jemanden finden, der mir gefällt. Und wenn ich meine, ich hätte keine Zeit dafür, dann nehme ich sie mir eben. Es reicht ja, wenn ich zunächst erst mal einfach nur nach Lust und Laune ausgehe und neue Orte besuche. Und es ist egal, was die anderen machen. Meinen eigenen Weg, mein eigenes Leben, gestalte ich so, wie ich es will.

Umemoto erinnerte sich daran, wie sie sich noch vor nur einem Monat gefühlt hatte, und war von ihrer eigenen Entwicklung ein bisschen gerührt. An der weißen Wand vor ihr tauchten die Gesichter von Abteilungsleiter Hori, Eiko und Oba auf.

Als sie dann den Spagat versuchte, die Ellenbogen auf den Boden brachte und ihr Kinn in die Handflächen stützte, vermischten sich Gefühle von Glück, ein angenehmer Schmerz sowie die Erschöpfung eines anstrengenden Arbeitstages allmählich miteinander, und sie fühlte sich plötzlich erleichtert. Das war ein unbeschreibliches Glücksgefühl, einfach nur wundervoll!

Trotz der Aufregung überfiel sie auf einmal bleierne Müdigkeit. Aber es war ein schönes Gefühl, an das sie sich glatt gewöhnen könnte! War das etwa das «Spagat-High», von dem Eiko gesprochen hatte? Plötzlich liefen ihr ohne ersichtlichen Grund Tränen über die Wangen.

Als Oba und Umemoto sich am nächsten Morgen in der Firma begegneten, wussten sie, ohne ein Wort miteinander gewechselt zu haben, dass auch der andere den Spagat geschafft hatte.

«Haben Sie es geschafft?»

«Ja! Ich habe es geschafft! Ich habe es geschafft!»

«Ich auch! Ich möchte es so gerne Herrn Hori zeigen!»

Umemoto sah aus, als ob sie Luftsprünge machen wollte.

Oba schien sie unvermittelt umarmen zu wollen,

wenn da nicht auch andere Leute gewesen wären. Dann beschlossen sie, ihr Erfolgserlebnis doch bis zum nächsten Montagabend vor Hori geheim zu halten.

Und dann kam der Abend vier Wochen nach jenem schicksalhaften Tag. Zunächst zeigte Oba, dann Umemoto auf der im Konferenzraum ausgebreiteten Picknickdecke den Spagat. Hori bekam ganz feuchte Augen und nickte mehrmals.

Als Umemoto aufstand, zog Hori die beiden an den Schultern näher zu sich heran.

«Ihr habt sehr gut durchgehalten ... Ich habe ganz fest daran geglaubt, dass dieser Tag kommen wird. Herzlichen Glückwunsch!»

Umemoto weinte.

«Jetzt könnt ihr alles schaffen, ob es nun um die Arbeit geht oder das Privatleben. Ich möchte, dass ihr es einfach anpackt, so, wie ihr es euch vorstellt.»

Oba strahlte über das ganze Gesicht.

«Übrigens ...» Horis Tonfall wechselte wieder in den Arbeitsmodus, als er erneut zu sprechen begann:

«Ich möchte, dass ihr beide in eine Projektgruppe kommt, die ich selbst leiten werde. Es geht um ein großes Projekt, von dem die Zukunft der Firma abhängt. Wir fangen bei null an. Wir erschließen neue Kunden, und unser Ziel ist es, auf einen Schlag ein Drittel des Marktanteils zu erobern. Ich möchte, dass ihr beide erst einmal mit dem Marketing anfangt.»

Das war ehrlich gesagt ein furchtbar hoch gestecktes Ziel, aber als sich die beiden unvermittelt anblickten, lag in ihren Mienen ein selbstbewusster Ausdruck.

«Die Meetings finden jeden Montagabend um 19 Uhr in diesem Konferenzraum statt! Umemoto, bitte wende dich an die Verwaltung und reserviere den Raum für uns auf Dauer!»

Die Augen der beiden begannen vor Glück zu leuchten.

«Dann habe ich für dich, Makoto, noch eine neue Aufgabe: Du nimmst 5 Kilo ab! Jetzt ist das für dich kein Problem mehr, nicht wahr? Und du berichtest mir jede Woche über deine Fortschritte!»

«Was? Meinst du das ernst, Tetsuya?»

«Toll! Ich freue mich schon auf den schlanken Makoto!»

Schallendes Gelächter erfüllte den Konferenzraum.

Marie Kondo
Das große Magic-Cleaning-Buch

«Die Unordnung im Zimmer entspricht der Unordnung im Herzen», sagt ein japanisches Sprichwort. Marie Kondo, japanischer Aufräum-Guru, weiß das und hat das Leben von Millionen Menschen weltweit verändert. Das Geheimnis ihrer Methode: sich auf die Dinge zu konzentrieren, die man mag, und die anderen loszuwerden. Ihre Schritt-für-Schritt-Anleitungen helfen beim Aufräumen von Kleidung, Schuhen, Büchern und Papieren, Kochutensilien, nervigem Kleinkram und sogar Dingen mit sentimentalem Wert. Außerdem zeigt sie, wie wir perfekt Schränke organisieren und durch die richtige Ordnung in unseren Wohnzimmern, Küchen oder Büros tatsächlich glücklicher werden können.

320 Seiten

Weitere Informationen finden Sie unter www.rowohlt.de

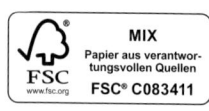